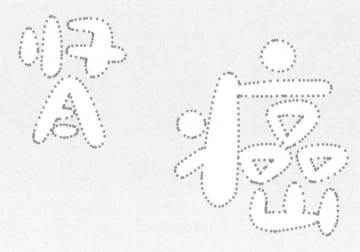

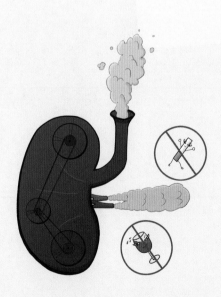

·季加孚·　·张 宁·　　肿瘤科普百科丛书
总主编　　执行总主编

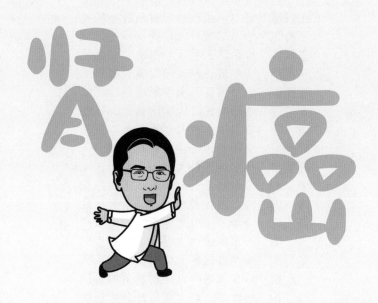

主　编　徐万海
副主编　张玉石　郭　军　王宏磊

人民卫生出版社
·北 京·

编　者（按姓氏笔画排序）

丁德鑫　哈尔滨医科大学附属肿瘤医院
王　岩　哈尔滨医科大学附属第一医院
王宏磊　哈尔滨医科大学附属肿瘤医院
王春阳　哈尔滨医科大学附属第一医院
王科亮　哈尔滨医科大学附属第四医院
王艳杰　哈尔滨医科大学附属肿瘤医院
王海平　哈尔滨医科大学附属第二医院
尤泊森　哈尔滨医科大学附属第二医院
仇　宇　哈尔滨医科大学附属第二医院
邓楹君　中国中医科学院西苑医院
任明华　哈尔滨医科大学附属第一医院
刘　岩　哈尔滨医科大学附属第四医院
齐　奥　哈尔滨医科大学附属第一医院
安旭姝　哈尔滨医科大学附属肿瘤医院
许　涛　哈尔滨医科大学附属肿瘤医院
苏　宇　哈尔滨医科大学附属第四医院
李广斌　哈尔滨医科大学附属第四医院
李长福　哈尔滨医科大学附属肿瘤医院
李京佳　哈尔滨医科大学附属第四医院
李学东　哈尔滨医科大学附属第二医院
李建章　哈尔滨医科大学附属肿瘤医院
杨丽焕　哈尔滨医科大学附属第四医院
张玉石　中国医学科学院北京协和医院
张会瑞　哈尔滨医科大学附属肿瘤医院
张羽白　哈尔滨医科大学附属肿瘤医院
陈　辉　哈尔滨医科大学附属肿瘤医院
林相国　哈尔滨医科大学附属第四医院
郑力波　哈尔滨医科大学附属第四医院
赵恩阳　哈尔滨医科大学附属第二医院
耿　波　哈尔滨医科大学附属第二医院
徐万海　哈尔滨医科大学附属肿瘤医院
徐阳阳　哈尔滨医科大学附属肿瘤医院
郭　军　中国中医科学院西苑医院
唐洪娟　哈尔滨医科大学附属第四医院

秘　书　李广斌　哈尔滨医科大学附属第四医院
　　　　李津乔　哈尔滨医科大学附属肿瘤医院

《肿瘤科普百科丛书》编写委员会

序

健康是促进人全面发展的必然要求，是经济社会发展的基础条件，是民族昌盛和国家富强的重要标志。人们常把健康比作 1，事业、家庭、名誉、财富等就是 1 后面的 0，人生圆满全系于 1 的稳固。目前我国卫生健康事业长足发展，居民主要健康指标总体优于其他中高收入国家平均水平，健康中国占据着优先发展的战略地位。但随着工业化、城镇化、人口老龄化进程加快，中国居民生产生活方式和疾病谱不断发生变化。心脑血管疾病、癌症、慢性呼吸系统疾病、糖尿病等慢性非传染性疾病导致的死亡人数占总死亡人数的 88%，这些疾病负担占疾病总负担的 70% 以上。了解防控和初步处理这些疾病的知识，毋庸置疑，会降低这些疾病的发生率和死亡率，会降低由这些疾病导致的巨大负担。

我国人口众多，人均受教育水平较低，公众的健康素养存在很大的城乡差别、地区差别、职业差别，因此公众整体的健康素养水平较低。居民健康知识知晓率低，吸烟、过量饮酒、缺乏锻炼、不合理膳食等不健康生活方式比较普遍，由此引起的疾病问题日益突出。《"健康中国 2030"规划纲要》中指出，需要坚持预防为主，深入开展爱国卫生运动，倡导健康文明生活方式，预防控制重大疾病。这是健康中国战略的重要一环，需要将医学知识、健康知识用公众易于理解、接受和参与的方式进行普及。这种普及必须运用社会化、群众化和经常化的科普方式，充分利用现代社会的多种信息传播媒体，不失时机地广泛渗透到各种社会活动之中，才能更有效地助力健康中国战略。

据统计，中国每天有 1 万人确诊癌症，癌症是影响人民身体健康的重要杀手之一。在众多活跃于肿瘤临床一线、热衷于为人民健康付出的专家们的支持和努力下，通过多次研讨，我们撰写了这套《肿瘤科普百科丛书》，它涵盖了我国最常见的肿瘤。我们在吸取类似科普读物优点的基础上，不单纯以疾病分类为纲要介绍，还以患者对不同疾病最关心的问题为中心进行介绍。同时辅以更加通俗的语言和图画，描述一个器官相关的健康、保健知识，不但可以使"白丁"启蒙，还可以使初步了解癌症知识的人提高水平。

最后，在此我衷心感谢每一位主编和编委的支持和努力，感谢每位专家在繁忙的工作之余，仍然为使患者最终获益的共同目标而努力，也希望该丛书能够助力健康中国行动。

季加孚

北京大学肿瘤医院　北京市肿瘤防治研究所

2022 年 4 月

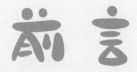

前言

肾脏是人体内最重要的器官之一，它就像一台过滤器，收集并排出人体代谢所产生的废物。另外，身体内环境稳态的调节、部分内分泌功能的实现都离不开肾脏。

有许多疾病可以影响肾脏的功能，使其无法正常工作。肾癌是泌尿系统最常见的疾病之一，占成人恶性肿瘤的 3%~5%，且对放化疗不敏感，手术治疗是唯一能够根治的方法。

在人们的传统观念中，癌症一直都是"不治之症"，但事实并非如此。肾癌在恶性肿瘤中的发病率相对较低，预后相对较好。保持良好的生活习惯，做好癌前预防，在发病时科学治疗，术后遵从医嘱，达到这些基本要求，癌症并不是"不治之症"。

本书从介绍"什么是肾脏"开始，由浅入深讲解肾癌的病因、治疗、预防等内容，采用一问一答的形式，力求用最简洁的语言向大家科普肾癌相关知识，将专业的医学知识，用生动形象的卡通图片展示和通俗易懂的文字讲解相结合的方式呈现在大家的面前。希望能够让更多的人了解肾癌、远离肾癌。

徐万海

哈尔滨医科大学附属肿瘤医院

2023 年 6 月

目 录

十五、肾癌的康复

十六、如何护理肾癌患者 145

一、泌尿系统的基础知识

······················ （一）泌尿系统器官 ······················

1. 什么是肾脏

我们的身体就像一台蒸汽机，消耗水，排出蒸汽（尿液）。那么，"蒸汽"（尿液）是如何产生的呢？在后腰部，最后一对肋骨（第十二肋）与竖脊肌夹角处，分布着两颗"蚕豆"。这两颗"蚕豆"就是我们的肾脏，也是尿液产生的器官。肾脏是红棕色的，大小和拳头差不多。肾脏的工作是帮助清理身体里的垃圾，把不需要的东西通过尿液排出去。肾脏还能帮助控制血压，让血液流得正好，不会太快也不会太慢。肾脏还能分泌促红细胞生成素，促进红细胞生成，保证血液为身体提供足够的氧气。肾脏还能帮助保护骨骼，让骨骼变得坚硬，不会轻易断裂。

血管球和肾小囊是肾脏的重要组成部分，它们构成了肾小体，是肾脏过滤血液的地方。血管球是一团盘曲的毛细血管，有很多小孔，可以让血液中的水分和一些小分子通过。肾小囊是一个双层的"小袋子"，包着血管球，内层有很多柱状的突起，也有很多小孔，可以让血管球过滤出来的液体进入。这些液体就是原尿，还要经过肾小管进一步处理，才能变成最后的尿液，从而排出体外。

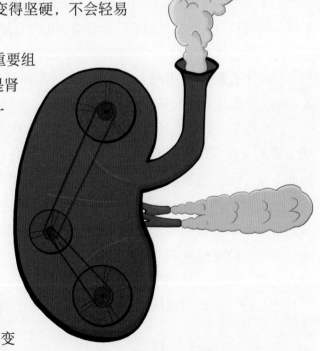

图1　肾脏就像一列蒸汽火车

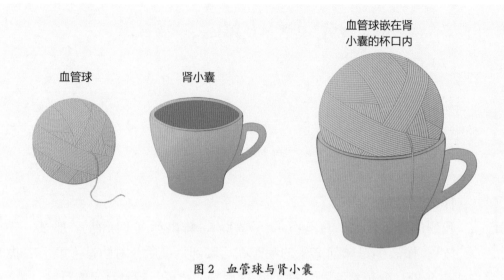

血管球嵌在肾
小囊的杯口内

血管球　　　　　　　肾小囊

图 2　血管球与肾小囊

　　肾脏是人体的重要器官，它就像一台清洁机，可以清除体内的代谢产物、毒物等，也可以通过重吸收作用保留水、蛋白质、各种离子。人体通过这一系列清除和吸收的过程，来调节水、酸碱和电解质平衡。正是由于肾脏的存在，机体内环境的稳定状态才能得以维持，人体的新陈代谢才能够正常进行。一提到肾脏，大部分人第一个想到的是排尿器官。殊不知，排泄只是肾脏众多功能中的一项。肾脏主要具有三大功能：排泄、调节稳态和内分泌。

2. 什么是排泄功能

　　排泄是人体最基本的生命活动之一，每个人的生活都离不开排泄。人体各个器官在消耗能量的同时，会产生代谢产物，这些代谢产物沿着血管随血液汇入肾脏。肾脏过滤出血液内的废物和一部分水，形成尿液，排出身体。除此之外，肾脏也能过滤出摄入的药物、有害物质等。

　　一旦肾脏的功能有所损害，就会导致水和代谢产物积蓄于体内无法排出，从而导致疾病的发生。若不加以控制，肾脏会逐渐失去功能，甚至发展成无法逆转的全肾功能丧失。到那时，只能建立一个人工的过滤系统来代替失活的肾脏发挥功能，也就是我们常说的"透析"。所以，大家一定要好好爱护自己的肾，一旦发现排尿频率、尿的颜色等有异常，一定要第一时间就医，早发现疾病早治疗。

3. 什么是调节稳态

顾名思义，人体正常运转的前提，是有一个相对稳定的环境，我们将这个稳定的环境称为稳态。人体内各种成分并非恒定不变，而是在一定范围内保持动态平衡，这种平衡的维持依赖于肾脏的调节功能。肾脏不仅是一个排泄器官，同时发挥着维持稳态的作用，即维持动态平衡状态。简单来说，当人体内的水或某些离子过多时，肾就会排出比平时更多的水或离子，以减少其含量；与之对应的是，倘若体内某一成分含量显著降低，该成分在尿中的占比也会相应减少，以提高其在体内的相对含量。

举个例子，我们在剧烈运动大量出汗后，体内水分严重流失。此时，肾脏这个"阀门"便会收到水分不足的信号，进而拧紧"阀门"，减少水的排出，防止水分流失过多而无法维持正常的生命活动。这种动态的调节过程可以保持体内水、电解质和酸碱的平衡，保证了正常生命活动的有序进行。

4. 肾脏有内分泌功能吗

肾脏不仅仅会排尿，还能分泌激素来调节生命活动，这就是肾脏的内分泌功能。肾素是启动肾素-血管紧张素-醛固酮系统（renin-angiotensin-aldosterone system，RAAS）的关键起始点，肾脏可以分泌肾素来调节血压。在RAAS中，肾素通过分解血管紧张素原等一系列过程释放血管紧张素Ⅱ，血管紧张素Ⅱ在引起血管收缩、心率加快、血压升高的同时，也能促进醛固酮的释放。醛固酮使肾脏保留更多的钠和水，并排泄更多的钾，导致血压升高。当肾脏发生肾动脉狭窄等病变时，肾素分泌量异常增多，便会引起肾性高血压。

肾脏还可以分泌促红细胞生成素（EPO）来促进骨髓红系祖细胞生长、增生、分化和成熟，提高骨髓对铁的摄取，促进红细胞的生成。有一种贫血类型为肾性贫血，其病因就是肾脏EPO分泌异常，导致红细胞减少造成贫血的发生。

5. 输尿管是输送尿液的管道吗

没错，输尿管"管如其名"，是一条输送尿液的管道。输尿管是一个肌性空腔器官，连接着肾脏与膀胱，左右各一条，管径一般为0.5cm左右。成人输尿管全长25~35cm，位于腹膜后，有3个相对狭窄的部位，分别为肾盂输尿管交界处、输尿管跨过髂血管处以及输尿管膀胱壁段，这些部位结石等异物容易卡住无法排出的地方。

结石等异物一旦卡在输尿管里，就会引起输尿管平滑肌痉挛，从而引起剧烈的绞痛。结石摩擦输尿管黏膜，还会引起剧痛后的血尿，以及可能的由并发感染导致的脓尿。结石堵在输尿管中，还会引起结石以上部位梗阻，从而引发肾积水等疾病，严重时甚至会导致肾功能不全、肾衰竭等。

6. 膀胱在哪里

什么是膀胱呢？我们的肾脏随时产生尿液，输尿管尽职尽责地把产生的尿液运走。假如没有一个储存尿液的"仓库"，我们可能就得时刻与厕所为伍了。膀胱就是这个储存尿液的"仓库"。膀胱是一个由肌肉组成的囊状空腔器官，它的大小、长短、位置、形状随着尿液的充盈程度改变而改变，空虚时呈一个倒立的三角形，充盈时则像气球一样鼓起来。一般来说，膀胱容量为300~500ml，最大不超过800ml。大量饮水后，我们的小腹下半部分，即盆腔处会有膨起，这里就是充盈后的膀胱。此时用力下压膀胱，膀胱的内部压力升高，就很容易像放气的气球一样喷射出尿液。

膀胱由上到下分为膀胱尖、膀胱体、膀胱底、膀胱颈四个部位。膀胱尖是朝向前上方尖的部分，在膀胱的前上方。膀胱底呈三角形，在膀胱后下方。膀胱尖和膀胱底中间的部位就是膀胱体。膀胱的最下面被称为膀胱颈，男性的膀胱颈与前列腺相邻。膀胱颈就像一座桥，连接着膀胱的主体与尿道，尿道内口开口于膀

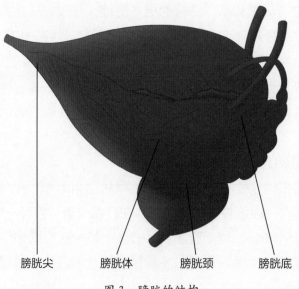

膀胱尖　　膀胱体　　膀胱颈　　膀胱底

图 3　膀胱的结构

胱颈。膀胱底内面有一个三角形的区域，位于左、右输尿管口和尿道内口之间，此处膀胱缺少黏膜下层组织，黏膜与肌层紧密相连，无论膀胱扩张还是收缩，此区域始终保持平滑，称为膀胱三角。膀胱三角是肿瘤、结核、炎症的好发部位，膀胱镜检查时应该特别注意。

7. 尿道和输尿管是一个器官吗

当然不是。两条输尿管连接着肾脏与膀胱，负责将产生的尿液运输到膀胱中储存起来。而尿道则负责将尿液从膀胱排出体外。男性尿道细长，长约18cm，位于膀胱壁上的尿道内口和龟头上的尿道外口之间，可分为前尿道和后尿道。前尿道由球部和海绵体部组成，后尿道由前列腺部和膜部组成。由于解剖位置的关系，球部和膜部是尿道最易损伤的两个部位。和输尿管单纯输送尿液不同，男性的尿道不但有排尿这一基本功能，而且具有男性特有的一种功能，即排出精子。

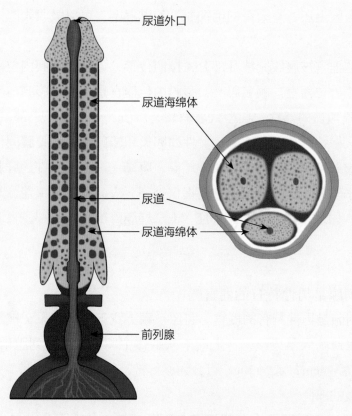

尿道外口

尿道海绵体

尿道

尿道海绵体

前列腺

图 4　男性尿道的结构

与男性尿道的细长相反，女性的尿道短粗，长约 5cm，起源于尿道内口，途经阴道前方，开口于阴道前庭。因为解剖结构不同，女性尿路感染的机会远远大于男性。由于女性的尿道较短且较直，并且尿道开口部位在会阴部，和阴道口非常接近，故生殖系统或外阴炎症很容易蔓延到泌尿系统，引起尿路感染。男性的尿道较为曲折且长，相较女性而言，较为不易受到细菌污染。

8. 腹膜是肚子里的一层膜吗

没错，我们的肚子里确实存在着一层浆膜结构，折叠包绕在腹腔之中。将它完全展开平摊，面积和我们的皮肤差不多。腹膜具有减少内脏摩擦、免疫防御、吸收积液等功能。腹膜上含有少量浆液，能润滑腹膜的表面，使腹膜就像涂了一层润滑油一样。腹膜的存在可以减少内脏器官活动时的互相摩擦，以此来保护腹腔脏器。腹膜上的浆液内含有游走的巨噬细胞，可自由进出腹膜腔与周围组织。腹膜还有很强的修复能力，在因缺氧或其他原因引起损伤时，可以由结缔组织进行修复，但如果结缔组织增生过多，则会引起腹膜和内脏间的粘连。除此之外，腹膜上还含有大量的毛细血管和淋巴网，可以吸收腹腔内的脓液、血液等积液。

腹腔内的器官被腹膜分成几部分，按照位置，可分为腹膜内位器官、腹膜间位器官和腹膜外位器官。顾名思义，腹膜内位器官是指夹在腹膜与腹膜之间、几乎全部被腹膜覆盖的器官，典型代表有胃、脾脏、十二指肠上部、空肠、回肠、盲肠、阑尾、横结肠和乙状结肠、女性的卵巢和输卵管等；腹膜间位器官是指表面大部分被腹膜所覆盖的器官，如升结肠、降结肠、直肠上部、肝脏、胆囊、膀胱和女性的子宫等；腹膜外位器官是指仅小部分表面被腹膜覆盖、其余表面都无腹膜的器官，如肾、肾上腺、输尿管、十二指肠降部和水平部、直肠中下段、胰腺等。

9. 前列腺是男性特有的器官吗

前列腺是男性特有的器官。它像一颗上宽下窄的苹果，被腺体组织包绕的尿道则像苹果核，自上而下从腺体中间穿过。前列腺前后径约 2cm，高约 3cm，横约 4cm，重约 20g，可分为移行带、外周带和中央带，外周带也是前列腺癌最易发的部位。

前列腺是男性重要的内分泌器官，可分泌精液的重要组成部分——前列腺液，前列腺液可以起到促进精液液化、维持精子活力、帮助精子卵子结合等作用。但是，在雄激素的作用下，前列腺会发生增生。尤其是老年人，雄激素刺激前列腺的时间相对较长，使得前列腺增生的情况更加严重，甚至压迫阻塞尿道，进而影响排尿功能。前列腺增生的患者常出现进行性排尿困难，伴尿频、尿急、夜尿增多。

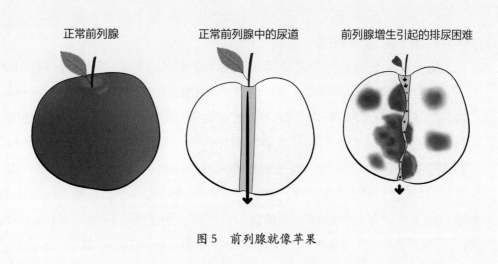

| 正常前列腺 | 正常前列腺中的尿道 | 前列腺增生引起的排尿困难 |

图 5　前列腺就像苹果

（二）泌尿外科的范围

泌尿外科主要负责 3 部分的疾病：肾上腺疾病、泌尿系统疾病、男性生殖系统疾病。

1. 什么是肾上腺疾病

肾上腺位于两侧肾脏上，是重要的内分泌器官。肾上腺由皮质和髓质组成，皮质可分泌糖皮质激素（如氢化可的松）、盐皮质激素（主要是醛固酮）、性激素等多种激素，髓质可分泌肾上腺素和去甲肾上腺素。肾上腺分泌的激素具有维持水、盐和电解质平衡，调节糖、脂肪、蛋白质的代谢，升压等功能。最常见的肾上腺疾病是肾上腺肿瘤，一旦肾上腺发生增生或肿瘤，便会分泌过多的激素，造成内分泌紊乱，也可由于肿瘤或其他疾病导致激素分泌减少，出现相应的肾上腺功能亢进或减退。目前，肾上腺肿瘤的治疗以手术为主。

2. 泌尿系统疾病有哪些

泌尿系统疾病常存在于几个主要的器官，包括肾、输尿管、膀胱、尿道等，较为常见的有尿路感染、泌尿系损伤、尿路结石、泌尿系肿瘤等，除此之外，肾囊肿、泌尿系统结核、多囊肾、精索静脉曲张等疾病也十分常见。肿瘤方面，在世界范围内，前列腺癌是西方国家发病率第一的泌尿系肿瘤，而在我国，膀胱癌的发病率是最高的，其次是肾癌。

3. 男科属于泌尿外科吗

从某种意义上说，医学的发展，就是学科不断细化的过程。外科这门学科诞生之初只有大外科，随着人们认识的加深，逐渐细分出了神经外科、骨科、泌尿外科、胸心外科等，而剩余没有单独分出的，则被统一归入普通外科中。因此，普通外科医生可不是"普通"的医生，而是治疗隶属于"普通外科"这门学科的疾病的医生。随着学科进一步细分，泌尿外科又分出了男科等分支。所以，男科是泌尿外科的组成部分，是近些年来学科细化的产物，是一门专注于男性生殖系统（包括睾丸、附睾、输精管、前列腺、阴茎等）疾病的学科，前列腺疾病、性功能障碍、性传播疾病、男性不育等都属于男科的治疗范围。

（三）中医里的"肾"和西医里的"肾"

1. 中医里的"肾"和西医里的"肾"是一回事儿吗

中医里的"肾"和西医里的"肾"并不是一回事儿。中医里的"肾"和西医中的肾脏虽然位置相近，但功能却大不相同。在古代，由于生理学尚未发展成熟，人们并不清楚肾脏的具体作用。聪明的古人根据经验，结合传统文化和临床症状观察，进而推测各种器官的作用，经过几千年的演化，形成了一套独立于西医的中华传统医学体系，也就是我们所说

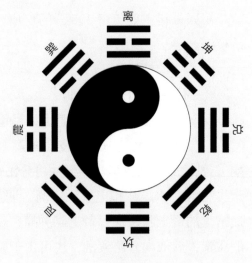

图 6 中医里的"肾"

的中医学。在中医范畴里，从某种程度上来说，肾并不是严格意义上指我们两侧腰间的肾脏，而是作为一种符号，被赋予了一种特定的功能。随着现代医学的发展，人们认识到了肾脏的真正功能，那就是新陈代谢、维持稳态和内分泌，但传统的中医肾脏观被保留了下来，此时中医里的肾也就不再单纯地是长在腰上的两颗"蚕豆"了，而是被虚拟化，成为一种承载着古代医学观的载体。于是，藏精、系胞、壮阳等这些看似和泌尿器官没有关系的功能，也就被承载到现代中医这个被"虚拟化"的肾脏中了。

2. 为什么中医认为泌尿器官可以藏精、系胞、壮阳

中医认为肾藏精，主生殖，肾气是人体发育、成长、生殖和衰老的关键因素。肾气又分为肾阴和肾阳，肾阴为一身阴液的根本，肾阳为一身阳气的根本。肾阴和肾阳相互制约，相互依存，共同维持人体的阴阳平衡。

男性生殖细胞（精子）和女性生殖细胞（卵细胞）都是由肾精所化生的，肾精是构成人体的原始物质，也是人体生命活动的依据。男性以藏精，女性以系胞，是肾精在不同性别中的不同表现。

泌尿器官中有一个特殊的部位称为命门，命门位于右肾之下，是精神之所舍，元气之所系。命门之火是人体最重要的一团火，能温煦全身，激发各脏腑的功能活动。命门之火与肾阳密切相关，肾阳虚则命门火衰，导致全身阳气不足，生殖机能减退。壮阳是指增强男性的生殖功能和性欲，与肾阳有直接关系。肾阳虚则表现为阳痿、早泄，性欲减退等症状。中医治疗男性不育的主要方法是补益肾阳，温补命门之火，从而提高精子的数量和质量。

3. 什么是肾虚

无论是在电视广告中，还是在各种养生书籍中，大家总能看到"肾虚"一词。到底什么是肾虚呢？虚，就是亏空的意思。肾虚是指肾脏所含之物有所亏空，精气阴阳不足，所以肾虚也被称为肾亏。在中医上，肾虚分为肾阳虚和肾阴虚。

肾阳虚，通俗地讲就是阳气不足。肾阳虚的人一般腰膝酸软，腰背疼痛，特别怕冷，另外还会有一些神经系统症状，如精神颓废、头晕目眩等。泌尿方面，肾阳虚的患者极易出现尿频、小便色淡量多、粪便稀溏、便中含有未消化的食物残渣等症状。肾阳虚患者一般以老年人为多，男性易出现性功能减退（也就是阳

痿），女性则会有性冷淡的表现。年轻人出现肾阳虚的症状，则很有可能是由于纵欲过度，加速肾的损耗，由肾阴虚发展为肾阳虚。

肾阴虚与肾阳虚相反，患者不是怕冷而是怕热。肾阴虚的患者会出现典型的怕热表现，如手心出汗、口干舌燥、喜饮凉水等，此外还伴有腰膝酸软、双腿无力、盗汗失眠、大便干燥、失眠多梦、记忆力衰退、头发变白、牙齿松动脱落等症状。肾阴虚的男性也会伴有阳痿、早泄和遗精。

除此之外，还有一种肾虚叫肾阴阳两虚，顾名思义就是同时具有肾阴虚和肾阳虚的症状，时而畏寒，时而发热盗汗。传统中医认为，阴损及阳，阳损及阴。无论是肾阴虚还是肾阳虚，最后都有可能发展为肾阴阳两虚。

4. 西医有没有类似肾虚的疾病呢

在西医中并没有肾虚这种说法，如果一定说有，与肾虚最相近的疾病可能就是肾功能不全了。肾功能不全，顾名思义，是指由于疾病等原因，肾脏功能受损，从而无法正常发挥过滤等功能。肾功能不全可分为急性肾功能不全和慢性肾功能不全。一般来说，引发肾功能不全的原因主要有两方面，分别是肾脏本身的原因以及肾外疾病影响到肾脏。肾脏本身最常见的原因便是急性和慢性肾小球肾炎，除此之外，急、慢性肾盂肾炎，肾脏肿瘤，肾结核，急性肾小管坏死，先天肾病等也会引起肾功能不全。肾外疾病一般包括化学药物、毒物引起的全身性损伤，全身性血液循环障碍如休克、弥散性血管内凝血（DIC）等，全身内分泌代谢性障碍如糖尿病，以及尿路结石、输尿管肿瘤等。

肾功能受损，导致最基本的水、盐循环排泄受阻，体内的代谢产物和废物无法排出体外，从而使酸碱失衡且电解质平衡紊乱。与此同时，肾脏的内分泌功能受损，促红细胞生成素（EPO）等物质无法正常分泌，则会引发肾性贫血、肾性骨病等并发症。这些全身性的紊乱会进一步引起全身性的连锁反应，导致严重的后果，甚至威胁患者的生命。

5. 肾功能不全有哪些表现

由于肾功能不全主要影响内环境的稳态并造成失衡，所以临床上以紊乱的表现及其并发症为主。胃肠道症状是肾功能不全过程中经常出现的症状，患者一般以厌食、腹部不适为先，而后慢慢出现恶心、呕吐、腹痛、腹泻、消化不良和口腔溃疡，严重者甚至会出现消化道大出血这种危及生命的并发症。

全身性的紊乱还会影响神经系统的功能，患者常常有精神萎靡、四肢乏力、烦躁不安、头昏头痛、记忆力减退、失眠多梦等表现。心血管和内分泌方面也会有所改变，患者常有血压升高，长期的高血压会造成左心室肥厚扩大、心肌损害、心力衰竭，潴留的毒性物质会引起心肌损害，引发尿毒症心包炎。

此外，贫血是尿毒症（肾功能不全末期会出现尿毒症）患者一定会有的症状，患者极易出血，出现不明原因的皮下瘀斑、不明原因的鼻出血和牙龈出血、不明原因的黑便等。体内的代谢产物无法排出，会导致尿毒症性支气管炎、肺炎、胸膜炎。酸性物质聚集产生代谢性酸中毒，患者出现乏力、嗜睡，可见呼吸又深又长，皮肤干枯毛糙，肤色暗沉，伴有皮屑脱落。尿毒症患者常有高脂血症、低钠血症、低钙血症、低蛋白血症、高磷血症、脱水、消瘦等表现。

肾脏是人体的重要器官，位于腹腔深部，位置相对隐蔽，但是非常脆弱，容易生病。因为肾脏有着强大的功能储备，即使肾脏功能下降一半患者也不会出现自觉症状，很多肾病很容易被忽视，所以，不能因为没有自觉症状就忽视肾病。在体检或疾病诊断过程中高度怀疑肾病者，应及时接受专科意见，进行肾病的筛查。

（徐万海　张玉石　王宏磊）

二、肾脏会得哪些病

1. 肾脏为什么会得病

肾脏就像一座垃圾处理厂，不断处理着各个脏器的代谢产物，将有用的物质重新吸收回血液，令代谢废物随尿液排出体外。除了具有生成、排泄尿液的功能，肾脏还具有调节水、电解质和酸碱平衡，以及内分泌的功能。当这些功能出现问题，影响了"垃圾处理厂"的正常运转，"垃圾"就会积聚在身体里，引起一系列问题。

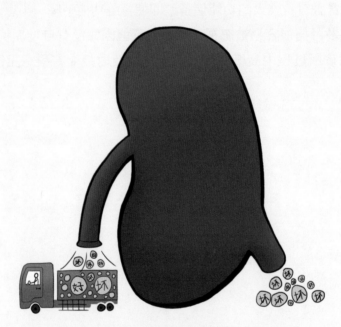

图 7 肾脏就像垃圾处理厂

2. 如何判断肾病

用肾小球的滤过功能来评估肾脏的功能，常用的指标有血肌酐、尿素氮、血尿素氮/肌酐比值、内生肌酐清除率、肾小球滤过率。

肌酐是体内肌肉组织代谢的产物，每20g肌肉代谢可产生1mg肌酐。肌酐有两种来源，一是食用的肉类食物在体内代谢产生，二是体内肌肉组织自身代谢产生。在肉类食物摄入量平衡、身体肌肉代谢又没有太大变化时，肌酐的生成是恒定的，肌酐随血液循环到达肾脏，经肾小球滤过后从尿中排出。因血肌酐生成比较恒定，又主要通过肾脏排出体外，所以血肌酐是目前检测肾功能最常用的指标，正常值为男性 53.0~106.0μmol/L，女性 44.2~97.2μmol/L。

尿素是人体蛋白质代谢的主要终末产物，每克蛋白质代谢产生 0.3g 尿素，肾脏可排泄一半的尿素。尿素从肾小球滤过后在肾小管内重吸收，在肾小管内尿流速越快重吸收越少，即达到了最大清除率。血尿素氮的正常值为 6~20mg/dl（2.9~7.5mmol/L）。在肾功能不全的早期，尿素氮可在正常范围。当肾小球滤过率下降到正常值的 50% 以下时，尿素氮的浓度可迅速升高。

内生肌酐清除率是指肾脏在单位时间内，把若干毫升血浆中内生肌酐全部清除的能力，可反映肾小球滤过功能和粗略估计有效肾单位的数量。

肾小球滤过率是指成人在安静状态下单位时间内两肾生成原尿的量。

3. 引发肾病的主要原因有哪些

（1）高血压：长期的高血压会使肾脏的血液保持在高灌注状态，肾小球内压增高和高滤过，致使肾小球动脉硬化，引起肾脏损伤。一般高血压病史超过 10 年，发生蛋白尿的风险增加 2 倍，肾功能下降的风险增加 1 倍。同时高血压也是慢性肾病的临床表现之一，二者相互影响。

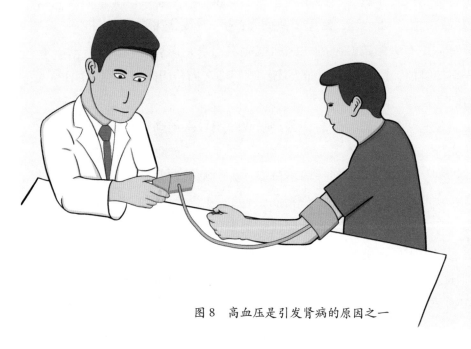

图 8　高血压是引发肾病的原因之一

（2）感染：肾病的诱因之一，咽炎、扁桃体炎等感染会导致肾小球肾炎，尿路感染会导致肾盂肾炎等。

（3）糖尿病：持续的高血糖可以累及肾脏微小血管，从而引发糖尿病肾病；可以累及肾脏大血管，引发肾动脉狭窄，当肾动脉狭窄到一定程度时，就会出现缺血性肾病以及顽固性高血压、肾功能恶化和心力衰竭，危害极大。

（4）药物：肾脏是排泄药物及其代谢产物的主要器官。抗生素类药物、镇痛药和一些中草药等在生活中十分常见，而且使用广泛，这些药物中很多都具有肾毒性，需要按说明或在专业人士指导下服用。

（5）不良饮食习惯：高蛋白饮食、暴饮暴食都会加重肾脏的负担。

（6）其他：心功能不全、严重心律失常、高脂血症、高尿酸血症、电解质紊乱（高钾血症、高钠血症、高磷血症、高钙血症等）、酸中毒、低蛋白血症、吸烟等都可能引发肾病。

4. 出现哪些症状提示肾脏损伤

（1）水肿：水肿是肾病的特征性表现，许多患者也是因为突然出现无明显诱因的水肿才去肾内科就诊，有的是眼睑水肿，有的是下肢水肿。早期水肿往往出现在眼睑或小腿等部位。有的水肿是由过多的钠盐、水造成的，主要发生在身体组织较疏松的部位，如眼睑或面部，常伴有高血压，多见于肾小球肾炎，所以被称为肾炎性水肿；有的水肿是由于低蛋白，水分漏到了血管外，往往发生在位置低的部位，如小腿，常见于肾病综合征，所以被称为肾病性水肿。

（2）血尿：尿中有大量的红细胞，肉眼就能看出来，像"洗肉水"一样，甚至尿液颜色重得像鲜血，还可以看到血凝块，我们称之为"肉眼血尿"。此时需要排除尿道或者前列腺疾病。

（3）贫血：没有慢性失血、肿瘤、营养吸收障碍等疾病的贫血者，尤其是成年男性，应首先行肾功能的检查。

（4）尿量改变：正常成人夜间一般不排尿，如果睡前饮水并不多，但习惯性地每晚起夜 2~3 次或更多，而且尿量还非常大，就要注意肾小管的损伤。

（5）尿频、尿急、尿痛：尿路刺激症状多见于急性肾盂肾炎，女性多发，如有尿频、尿急、尿痛应首先排查一下肾脏的问题。

（6）高血压：收缩压≥140mmHg 和/或舒张压≥90mmHg。高血压与肾病常常相伴发生，如影随形，高血压可以导致肾损害，而肾病往往引起高血压，且血压较高，很难控制。一般而言，原发性高血压多在 40 岁左右发病，而且常常有高血压家族史。年轻人如果出现高血压，尤其是血压很高又没有家族史者，一定要检查肾脏。

5. 诊断肾病常做哪些尿液检查

（1）尿量：正常成人尿量为 500~2 000ml/24h。当肾脏受损时，尿量也会发生变化。多尿是指 24 小时尿量持续超过 2 500ml，常见于肾小管间质性疾病，如糖尿病肾病、尿崩症、原发性醛固酮增多症等。少尿和无尿，是指 24 小时尿量少于 400ml 和 100ml，常见于各种导致肾血流减少的疾病、肾实质性损害及各种原因导致的尿路梗阻。夜尿增多是指持续性的夜间尿量超过白天尿量或超过 750ml。

（2）尿常规：主要内容包括尿 pH 值、尿白细胞、尿蛋白、尿糖、尿酮体、尿亚硝酸盐、尿红细胞等。

（3）尿红细胞形态：若棘形红细胞>5%，异形红细胞>70%，为肾小球疾病引起的血尿。

（4）24 小时尿蛋白定量：24 小时尿蛋白定量持续超过 150mg，称为蛋白尿；超过 3 500mg，称为大量蛋白尿；介于二者之间称为中等蛋白尿。蛋白尿的出现提示肾小球或肾小管受到损伤。

（5）尿微量白蛋白排出率：是判断早期肾损害的敏感指标之一。

（6）尿低分子蛋白：包括 β2 微球蛋白、α1 微球蛋白、转铁蛋白等，尿中这些蛋白量增加提示肾小管功能受损。

（7）尿渗透压：其水平降低表示肾小管浓缩功能减退。

6. 蛋白尿、血尿是如何产生的

正常情况下，血液中的大、中分子蛋白质不会通过肾小球滤过膜过滤到原尿中，小分子的蛋白质又被肾小管重新吸收回血液，所以尿液中蛋白质含量极低。若各种原因导致肾脏缺血、缺氧，使肾小球毛细血管内皮损伤，炎症细胞浸润，造成肾脏的免疫炎症反应，使肾小球滤过膜通透性增强，蛋白质漏出，漏出蛋白质的量超过肾小管的重吸收能力，蛋白质将随尿排出，所以终尿的蛋白质检测阳性。当肾小管损伤时，血液中小分子量的蛋白质增多，也可出现蛋白尿。部分健康人在剧烈运动、直立体位时，以及部分急性疾病患者可出现一过性蛋白尿，为少量蛋白尿，多属于良性过程，发病原因不明确。

除了肉眼血尿，还有只有在显微镜下才能确定的血尿，称为镜下血尿。正常情况下，流经肾小球的红细胞不能通过肾小球的滤过膜，所以尿中是没有红细胞的，即使有，数量也少于 3 个/高倍镜视野。当肾小球滤过膜受损时，红细胞就会通过受损的滤过膜。在这个过程中，红细胞会受到挤压损伤，在通过肾小管时又受到 pH 值和渗透压的影响，所以检测到的红细胞呈多形性，尤其是出现棘形红细胞，这种血尿被称为肾小球源性血尿。肾小球以下部位或尿道出血，多与毛细血管破裂有关，故红细胞形态是正常的，呈均一性。

7. 什么是急性肾小球肾炎

急性肾小球肾炎简称急性肾炎，是一种由全身感染引起的肾小球损害的病变，以全身水肿、血尿、蛋白尿、高血压、伴或不伴肾功能不全为主要表现。链球菌感染为主要诱因，如咽炎、扁桃体炎、皮肤感染等，所以预防链球菌感染为最有效的预防措施。本病儿童多见。

（1）治疗：本病为自限性疾病，给予对症治疗，大部分肾功能可完全恢复。①急性期应卧床休息，直到肉眼血尿消失，水肿消退、血压恢复后可下床活动；②3 个月内应避免剧烈活动；③应给予易消化食物，水肿、少尿、高血压的患者要限制盐的摄入，待水肿消退、尿量正常、血压正常后可给予低盐饮食；④伴有心力衰竭、少尿、无尿等现象的患者，应限制饮水，肾功能不好时，要给予低蛋白饮食，一旦好转要及时恢复蛋白质的供应。

（2）预防：锻炼身体，增强体质，提高抗病能力。要注意皮肤卫生，勤换衣，勤洗澡，防止蚊虫叮咬及皮肤感染。扁桃体炎反复发作的患者，在疾病稳定期可考虑行扁桃体摘除术。急性咽炎、中耳炎、皮肤感染患者，应及早接受有效治疗，以减少急性肾炎发病机会。

8. 什么是慢性肾小球肾炎

慢性肾小球肾炎简称慢性肾炎，起病缓慢，临床表现轻重不一，病情迁延，病程在 3 个月以上。好发于不同的年龄，以青壮年男性多见。临床表现多种多样，早期可无明显的症状，仅表现为尿液检查异常，或腰酸，或乏力，水肿间断出现，小便颜色如浓茶色或洗肉水样，尿中泡沫多，夜尿增多，可有轻度高血压，症状可持续数十年，后期症状加重出现肾功能减退；有时可出现严重水肿、大量蛋白尿等肾病综合征的表现，或仅表现为持续的血压升高，伴有头晕、头痛等，若血压控制不佳，则肾功能恶化较快。患者常因身体抵抗力降低发生上呼吸道、尿路或皮肤等感染，导致疾病急剧加重，表现为明显水肿、高血压、大量蛋白尿等，最终发展为慢性肾衰竭。不同病理类型及分期的慢性肾炎，疾病表现呈多样化。

9. 慢性肾小球肾炎如何治疗

应以防止或延缓肾功能恶化、防止严重合并症为主要目的。①积极控制高血压和减少尿蛋白：高血压和尿蛋白是加速肾小球硬化、促进肾功能恶化的重要因素。慢性肾炎患者常由水钠潴留引起容量依赖性高血压，故血压高的患者应限制盐的摄入，可选用噻嗪类利尿药，如氢氯噻嗪。血管紧张素转换酶抑制药（ACEI）、血管紧张素受体阻滞药（ARB）除具有降压作用，还有减少尿蛋白的作用，为慢性肾炎患者治疗高血压、减少尿蛋白的首选药物。伴有肾功能不全时应检测血肌酐、血钾，防止副作用发生。②肾功能不全的患者应限制蛋白及磷的摄入量，采用优质低蛋白饮食，或可加用必需氨基酸或α-酮酸。③糖皮质激素和细胞毒性药物的应用应根据病理类型区别对待。④避免加重肾脏的损害：避免感染、劳累、妊娠及应用肾毒性药物（如氨基糖苷类抗生素、马兜铃酸）等可能导致肾功能恶化的因素。

10. 慢性肾小球肾炎患者饮食要注意些什么

（1）限制食盐摄入：水肿和血容量、钠盐的关系极大。每1g盐可带进110ml左右的水，如进食过量的食盐，排尿功能受损的同时常会加重水肿，血容量增大又会导致心力衰竭。所以慢性肾炎的患者应限制食盐摄入，每日食盐摄入应控制在2~4g。

（2）限制嘌呤及氮含量高的食物：为了减轻肾脏的负担，应限制刺激肾脏细胞的食物，如菠菜、豆类、豆制品、沙丁鱼、鸡汤、鱼汤、肉汤、菌类等，这些食物嘌呤及氮含量高，在肾功能不良时，其代谢产物不能被及时排出，加重肾脏负担。

（3）忌用强烈调味品：如胡椒、芥末、辣椒等。味精摄入过多，会引起口渴，在限制饮水时也应少用。

（4）限制植物蛋白摄入：蛋白质的摄入应视肾功能的情况而定，控制蛋白质的摄入，也可达到低磷的目的，一般每天每千克体重摄入量为 0.6g，其中一半为优质蛋白（富含必需氨基酸的动物蛋白），如鸡蛋、瘦肉、牛奶。

（5）限制液体量：患者出现高血压、水肿时要限制液体的摄入，每日的摄入量应控制在 1 200~1 500ml，如水肿严重，应更严格限制进水量，排尿正常时可适量放宽。

11. 什么是 IgA 肾病

IgA 肾病是一种病理诊断，是指肾小球系膜以 IgA 沉积为主的原发性肾小球肾炎。起病隐匿，常表现为反复发作的肉眼血尿或镜下血尿，伴或不伴蛋白尿，常在体检时被发现。多在上呼吸道感染 1~3 天后出现血尿，持续数小时或数天后可转为镜下血尿。多见于儿童和年轻人，可伴有乏力、肌肉酸痛等全身不适的症状。确诊、确定治疗方案及判定预后须做肾活检。

IgA 肾病的临床表现、病理改变和预后差异较大，治疗方案需要根据临床表现和病理类型综合制定，目的是保护肾功能，延缓病情进展。

（1）单纯镜下血尿：无须特殊治疗，患者一般预后良好，肾功能可长期维持在正常范围，须定期监测尿蛋白和肾功能，注意避免劳累、预防感染和避免使用肾毒性药物。

（2）反复发作的肉眼血尿：感染后反复出现肉眼血尿的患者，应积极控制感染，选用无肾毒性的抗生素。建议慢性扁桃体炎反复发作的患者行扁桃体切除术。

（3）伴蛋白尿：建议选用 ACEI 或 ARB 治疗，尽量将尿蛋白控制在<0.5g/d，延缓肾功能恶化。经 3~6 个月治疗后，尿蛋白仍持续>1g/d，可给予糖皮质激素治疗，应在专科医生指导下服用药物。

（4）急性肾衰竭：临床上呈现肾功能急剧恶化，病理为新月体肾炎，应在专科医生指导下给予大量激素和细胞毒性药物强化治疗。

（5）控制血压：首选 ACEI 或 ARB 治疗。

12. IgA 肾病如何预防

（1）预防感染：上呼吸道感染、扁桃体炎常使病情加重，故应积极预防。

（2）重视预防肠道感染：养成良好的饮食习惯，少食辛辣、冷、硬的食物。避免居住环境潮湿、冒雨涉水等引发肠道不适。

（3）避免劳累过度：劳累、剧烈运动等会使血尿增加。

（4）适当加强锻炼，如散步，增强抵抗力。但当出现发作性肉眼血尿时，应卧床休息，在稳定期可从事轻体力劳动。

13. 什么是肾病综合征，肾活检的病理类型有哪些

肾病综合征并不是单一疾病，而是各种肾小球疾病均可出现的一组综合征，表现为大量蛋白尿（>3.5g/d），低蛋白血症，常伴有水肿，伴或不伴有高脂血症。病因可以为原发性肾小球疾病（如微小病变性肾小球病、膜性肾小球肾炎、局灶节段性肾小球硬化）和继发性肾小球疾病（糖尿病肾病、狼疮肾炎等）。病理类型分为微小病变性肾小球病、系膜增生性肾小球肾炎、局灶节段性肾小球硬化、膜性肾小球肾炎、膜增生性肾小球肾炎。

14. 肾病综合征的治疗

（1）一般治疗：患者应当注意休息，避免到公共场所并注意预防感染。饮食方面应给予正常量的优质蛋白（含必需氨基酸的动物蛋白），每天每千克体重约 1~1.5g，保证充足的热量。

（2）对症治疗：

1）利水消肿：原则是不宜过快过猛，以免造成血容量不足，加重血液高黏滞倾向，诱发血栓、栓塞并发症，在医生指导下服用药物。

2）减少尿蛋白：可以有效延缓肾功能的恶化，首选 ACEI 和 ARB 类药物。

（3）免疫抑制治疗：糖皮质激素和细胞毒性药物是治疗肾病综合征的主要药物，应在医生的指导下根据肾活检结果选择药物。

激素的使用原则：①起始足量：常用药物为泼尼松 1mg/（kg·d），口服 8 周，必要时延长至 12 周；②缓慢减药：目的是维持缓解，逐渐降低激素剂量，通常每 1~2 周减少原剂量的 10%，直到小剂量，即成人每日 0.5mg/kg，小儿每日 1mg/kg；③长期维持剂量：最后再以小剂量（10mg/d）维持半年左右，用法为全日量顿服。长时期使用激素会出现感染、药物性糖尿病、骨质疏松等并发症，须加强监测，及时处理。

（4）并发症的防治：

1）感染：积极防治感染。

2）血栓和栓塞并发症：当血浆白蛋白低于 20g/L 时，提示存在高凝状态，应

开始预防性抗凝治疗。

3）急性肾损伤：肾病综合征并发急性肾损伤如处理不当可危及生命，应给予积极治疗。

4）蛋白质及脂肪代谢紊乱：应同时给予降脂药物治疗。

15. 肾病综合征患者需要注意什么

（1）活动期应卧床休息，避免剧烈运动。病情缓解后，可逐渐增加运动量，有利于降低并发症发生风险，降低血脂。

（2）避免受凉、潮湿、劳累，预防呼吸系统、消化系统、泌尿系统的感染。在服用激素期间避免出入人多拥挤、空气不流通的公共场所；保持皮肤清洁，避免皮肤感染；一旦发生感染，应使用无肾毒性的强效抗生素，及早控制；在激素减量时如出现白细胞增高，即使无任何症状，也应视为隐性感染，应给予抗生素治疗。

（3）激素应用要正规，遵循"初量足、减量慢、维持长"的原则，初量至少要用 8 周，不能以蛋白转为阴性为准。

（4）男性患者应避免或减少房事，女性患者在治疗及停药的一年中避免妊娠和分娩。

（5）对于反复发作的患者，联合细胞毒性药物可有效减少复发。

（6）适当服用中药治疗，可有效避免激素的副作用，应在专业中医师的指导下服用药物。

16. 无症状血尿和蛋白尿的肾病应如何防治

肾病在早期多无明显症状，仅尿液检查时表现为血尿或轻度蛋白尿，因此又称隐匿性肾炎，常因发作性肉眼血尿或体检被发现，无水肿、高血压和肾功能的损害。患者无须特殊治疗，但须进行定期监测和追踪（每3~6个月复查一次尿常规和 24 小时尿蛋白定量），监测肾功能、尿常规和血压的变化，同时注意保护肾功能，避免肾损伤的因素。预后一般较好，血尿和蛋白尿可长期迁延，大多数患者的肾功能可长期维持稳定，少数患者自动痊愈，有部分患者尿蛋白增多，应密切随访。

17. 什么是肾盂肾炎

肾盂肾炎是指病原菌沿尿道上行至膀胱、输尿管、肾盂引起的感染。可分为急性肾盂肾炎和慢性肾盂肾炎。

急性肾盂肾炎多见于育龄女性，起病急，症状的轻重与感染的程度有关。全身症状表现为发热、寒战、头痛、全身酸痛、恶心、呕吐等，体温多超过38℃；泌尿系统症状为尿频、尿急、尿痛、排尿困难等，部分患者泌尿系统症状不典型或缺如；患者可有不同程度的腰部酸痛、钝痛，可伴有肋脊角（第12肋骨与脊柱/竖脊肌外侧缘构成的夹角）、输尿管点或肾区叩击痛。

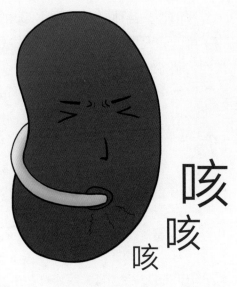

图9 肾盂肾炎

慢性肾盂肾炎症状多不典型，有时仅表现为无症状菌尿。

（1）实验室检查：尿液检查中白细胞数目增多，部分患者可出现白细胞管型；尿细菌培养对诊断有一定意义；血常规中白细胞计数升高，中性粒细胞升高，核左移。

（2）治疗：急性期应注意休息，多饮水，勤排尿。进行抗感染治疗。初次发病的病原菌多为大肠埃希菌，留取尿标本后应立即使用药物治疗，病情轻者可在医生指导下进行口服药物治疗，常用喹诺酮类（如左氧氟沙星0.2g/d，2次/d），疗程为10~14天。感染严重、全身中毒症状明显者，应立即到医院就诊。

（3）预防：最有效的预防就是多饮水，勤排尿。注意会阴部清洁；尽量避免尿路器械的使用，必须使用时应严格无菌操作；如必须留置导尿管，前3天给予抗生素，预防尿路感染的发生；与性生活有关的尿路感染，应于性交后立即排尿，并在医生指导下口服一次性常用量抗生素。

18. 什么是急性肾损伤

急性肾损伤是指各种原因导致的肾功能短时间内快速减退所引起的临床综合征，既可以出现在既往无肾病的患者中，也可以出现在原有慢性肾病患者中，是临床上常见的危重症之一。

（1）病因：

肾前性：各种原因引起肾实质血流减少，导致肾小球滤过减少和肾小球滤过率下降，如大量出血、胃肠道液体丢失等，心脏病、肺动脉高压、肺栓塞等，由药物、脓毒血症、肝硬化失代偿等引起的全身血管扩张等。

肾性：肾实质损伤，如肾缺血和肾毒性药物或毒素导致的急性肾小管坏死等。

肾后性：急性尿路梗阻所致，发生在尿路任何部位的梗阻均可能导致急性肾损伤。

（2）临床表现及分期：以尿量减少、多系统（如消化系统、呼吸系统、心血管系统等）症状，以及水、电解质紊乱（主要是高钾血症）为主要表现。分期见表1。

表1　急性肾损伤分期

分期	血清肌酐	尿量
1期	绝对值升高≥0.3mg/dl（26.5μmol/L）或较基础值相对升高≥50%，但<1	<0.5ml/(kg·h)（≥6小时，<12小时）
2期	相对升高≥1倍，但<2倍	<0.5ml/(kg·h)（≥12小时，<24小时）
3期	升高至≥4.0mg/dl（353.6μmol/L），或相对升高≥2倍；或开始时肾脏替代治疗；或<18岁患者估计肾小球滤过率下降至<35ml/(min·1.73m^2)	<0.3ml/(kg·h)（≥24小时）或无尿≥12小时

19. 慢性肾衰竭应如何防治

慢性肾衰竭是所有慢性肾病持续进展至后期的共同结局。慢性肾病的患者应采取各种有效措施延缓慢性肾衰竭的发生，防止进展至尿毒症。

（1）坚持病因治疗：如高血压、糖尿病肾病、肾小球肾炎等，坚持长期合理治疗。①控制血压：积极控制血压可减少尿蛋白，减轻肾小球高滤过，减慢慢性肾衰竭的进展。降压药物首选 ACEI 和 ARB 类药物，但在双侧肾动脉狭窄、血肌酐>256μmol/L、明显血容量不足的情况下应慎用。血压控制目标在130/80mmHg，但应因人而异。②控制血糖：患者空腹血糖控制在 5.0~7.2mmol/L（睡前 6.1~8.3mmol/L），糖化血红蛋白<7%，可延缓慢性肾病的进展。③控制蛋白

尿：将蛋白尿控制在 0.5g/24h，或明显减少尿微量白蛋白。

（2）避免肾功能急剧恶化的因素：①血容量不足，包括低血压、脱水、休克等；②严重感染，败血症；③组织创伤或大出血；④内源性或外源性毒素所致的肾损害；⑤尿路梗阻；⑥未能控制的严重高血压及恶性高血压。

（3）饮食控制：低蛋白饮食能够减少含氮代谢物的产生，可减轻症状及减少相关并发症的发生。

（4）防治感染：感染是导致慢性肾衰竭患者死亡的第二主要原因。患者平时应注意预防各种病原体感染，及时应用抗生素治疗。

20. 慢性肾衰竭的临床表现有哪些

（1）胃肠道症状：胃肠道症状是慢性肾衰竭最常见的症状之一，主要有食欲缺乏、恶心、呕吐、口气有尿味。

（2）血液系统：表现为肾性贫血和出血倾向。大多数患者均有轻、中度贫血，主要是由于肾脏受损分泌促红细胞生成素（EPO）减少。

（3）呼吸系统：体液过多或酸中毒时均可出现气短、气促等症状，严重酸中毒时可出现呼吸深长。

（4）心血管系统：心血管病变是慢性肾病最主要的并发症和最常见的死亡原因。肾功能的不断恶化加重了患者的心衰，血液透析更加速了动脉粥样硬化和血管钙化程度。尿毒症性心肌病主要与代谢废物的潴留及贫血因素有关。

（5）神经肌肉系统：早期可有失眠、注意力不集中、记忆力减退等。尿毒症期也可出现反应冷漠、惊厥、幻觉、嗜睡、昏迷、精神异常等。部分患者也出现周围神经病变，以感觉神经障碍为主，如肢体末端感觉丧失、肢体麻木等。

（6）骨骼病变：低钙血症、高磷血症、活性维生素 D 缺乏等可诱发继发性甲状旁腺功能亢进，又可导致肾性骨营养不良，包括纤维囊性骨炎、骨软化症、骨生成不良、骨质疏松症及混合性骨病。

（7）内分泌功能紊乱：肾脏自身的分泌功能紊乱，包括促红细胞生成素（EPO）不足，维生素 D_3 不足，肾内肾素血管紧张素Ⅱ水平升高等。下丘脑-垂体内分泌功能紊乱，大部分患者均有继发性甲状旁腺功能亢进、胰岛素抵抗、胰高血糖素升高等。

（8）皮肤症状：部分患者可有皮肤症状，如色素沉着、皮肤钙化、瘙痒、出汗困难、溃疡等。

（9）性腺功能减退：部分患者可有性腺功能减退，出现性腺成熟障碍或萎缩、性欲下降、闭经、不育等。

21. 慢性肾衰竭并发症应如何防治

（1）纠正代谢性酸中毒：主要为口服碳酸氢钠，轻者 1.5~3.0g/d 即可，中、重度患者 3~15g/d，必要时可静脉滴注，在 48~72 小时或更长时间后基本纠正酸中毒。

（2）水、电解质紊乱：应限制钠盐的摄入，摄入量不应超过 6~8g/d，有明显水肿、高血压的患者应控制在 2~3g/d，也可根据病情使用利尿药。限制钾的摄入，防治高钾血症。

（3）纠正肾性贫血：应用重组人促红细胞生成素治疗，目标值为血红蛋白达到 100~120g/L，红细胞比容达 31%~32%。纠正贫血可以改善重要脏器特别是心脏的供血和功能，提高慢性肾衰竭患者的生活质量。应用重组人促红细胞生成素的同时应注意铁剂的补充。

（4）低钙血症、高磷血症和肾性骨营养不良的治疗：低钙血症的患者可口服骨化三醇 0.25μg/d，连服 2~4 周。如血钙和症状无改善，将用量增加至 0.5μg/d，血钙纠正后，非透析患者不推荐常规服用。高磷血症的患者，除限制磷的摄入外，还应服用磷结合剂。

（5）高脂血症的治疗：非透析患者可常规应用他汀类药物治疗和预防高脂血症。对于透析的患者不建议预防性服用他汀类药物。

（6）高尿酸血症的治疗：痛风患者可服用别嘌醇治疗。

（7）皮肤瘙痒：可服用抗组胺药，控制高磷血症及强化透析，对部分患者有效。

（8）当疾病进展到尿毒症期时，应积极行肾脏替代治疗，包括血液透析、腹膜透析和肾移植，肾脏替代治疗的方式根据患者的具体情况而定。

22. 血液透析的优缺点有哪些

肾脏替代治疗包括腹膜透析、血液透析、肾移植 3 种，但由于肾移植有多方面因素的限制，绝大多数终末期肾病的患者将接受透析治疗，血液透析优缺点如下。

优点：清除效率高，在相对短时间内清除体内多余的水分和毒素，尤其适合于容量负荷过重、高钾血症和某些药物或毒物中毒的紧急救治。

缺点：①对患者生活习惯、工作造成影响，患者须固定时间到透析中心接受治疗。②可引起血管通路相关并发症，如内瘘血栓、狭窄、感染等；中心静脉导管相关并发症，如血栓形成、感染等。③血液透析相关急性并发症：透析过程中由于快速清除毒素和多余的水分，以及电解质、酸碱状况较大幅度改变，导致相关并发症，如低血压、心律失常、肌肉痉挛等。④可引起体外循环抗凝剂相关的副作用、抗凝过量的出血倾向、抗凝不足导致的凝血。

23. 腹膜透析的优缺点有哪些

优点：①技术简单，可在家中进行，不影响正常工作。②不需要建立血管通路，无血管通路相关的并发症。③心血管状态稳定，低血压、心律失常、肌肉痉挛发生率低。④透析费用较低。

缺点：①清除缓慢，不利于危及生命的高钾血症和肺水肿、药物中毒等的快速救治。②可引起腹膜透析置管的相关并发症，如漏液、感染、管路弯折、管路移位等导致腹膜透析液引流不畅、引流疼痛等。③长期腹膜透析可致患者腹壁变薄和疝形成。④腹膜透析液中葡萄糖吸收过多引起代谢相关并发症，如高血糖、高脂血症等。⑤体表面积大、水盐控制能力差者随着残余肾功能的丢失，难以达到透析充分。

24. 开始肾脏替代治疗的时机如何选择

紧急开始肾脏替代治疗的时机：①严重的水肿，且利尿药效果不明显。②严重高钾血症（血钾>6.5mmol/L）。③代谢性酸中毒（pH<7），尤其是容量超负荷时，静脉滴注碳酸氢钠有加重容量负荷的情况下。④出现明显的尿毒症症状：恶心、呕吐、尿毒症神经病变、严重瘙痒，尿毒症心包炎，尿毒症脑病。⑤药物或食物中毒等。

对于择期肾脏替代治疗的时机目前尚无统一认识，我国目前多主张以下情况均应开始透析治疗：①肾小球滤过率<10ml/min，或血肌酐≥8mg/dl时，患者有明显的尿毒症症状，如乏力、恶心、呕吐等，药物难以控制的并发症，如高血压、贫血、严重营养不良等；②有明显水钠潴留，如水肿、高血压、高容量性心力衰竭征兆；③严重电解质紊乱，如血钾>6.5mmol/L，或较严重的代谢性酸中毒，二氧化碳结合力（CO_2CP）<15mmol/L。

25. 什么是肾结石

肾结石，顾名思义，就是肾内出现了矿物质结晶。大家可能会觉得奇怪，为什么肾里会凭空出现"石头"呢？肾结石并不是我们在地上见到的小石子，而是草酸钙等物质结晶形成的结晶石。就像珍珠是由砂粒进入贝壳中，贝壳分泌物质在砂粒表面层层结晶形成的，结石的形成是由于某些原因造成尿中某些物质浓度升高，或者溶解度降低，导致其析出结晶并在局部聚集长大，最终形成一块一块的"石头"。肾结石是泌尿系统常见病，左肾和右肾的发病率差不多，男性发病率高于女性，且多发生在青壮年人群中。结石按成分划分，最常见的是草酸盐结石，除此之外还有磷酸盐结石、尿酸盐结石、胱氨酸结石等。形成结石的部位有肾盂、肾盏、肾实质等。

肾结石并不像输尿管结石一样可引起明显的绞痛，大多数时候不表现绞痛，而表现为钝痛，少数病例伴有绞痛。但一旦发生绞痛，患者往往疼痛难忍。除了疼痛，其他常见症状还有恶心、呕吐、坐立不安、血尿、腹部胀痛等。通常肾结石可以经超声、X线、CT等常规影像学检查发现。较小的结石可以通过大量饮水、药物排石等方法自行排出。对于较大的结石，可以采用外科治疗的方法来取出，常见的方法有体外冲击波碎石、经皮肾镜碎石取石等。

26. 什么是肾囊肿

肾囊肿即肾脏内出现了囊性肿物，是肾脏的一种异常结构，一般为良性，可为单发或多发。肾囊肿通常没有任何的表现，不伴有疼痛，只有当囊肿压迫血管造成血管闭塞或尿路梗阻时才会出现一些症状。肾囊肿的发病，大多数是单纯性肾囊肿，偶尔有遗传性肾囊肿病例出现。肾囊肿的发病率随着年龄的增长而升高，一般多见于中老年男性。

单纯性肾囊肿的诊断主要靠B超或CT等影像学检查。由于肾囊肿经常没有任何临床症状，故通常都是体检才被发现。单纯性肾囊肿对肾功能和周围组织影响不大，因此不需要进行手术治疗。只有当囊肿体积较

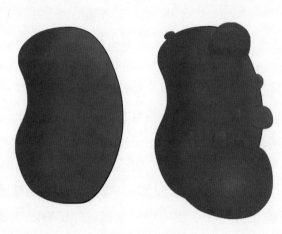

图 10　肾囊肿

大，产生周围组织压迫症状，压迫血管或尿道产生梗阻时，才需要进行手术治疗。手术治疗一般采取囊液抽吸并注射无水乙醇硬化囊壁的办法，也可以行腹腔镜下囊肿切除术、传统开刀切除囊肿等。

27. 多发肾囊肿是多囊肾吗

有些人认为肾囊肿多发加重就成了多囊肾，这种说法是错误的。多发肾囊肿和多囊肾虽然临床表现相似，但它们是两种不同的疾病，不存在互相发展的关系。多囊肾是一种常染色体显性（较多见）或隐性（罕见）的遗传性疾病，顾名思义，就是肾脏上长了许多囊肿。患者小的时候肾脏大小形态一般为正常或稍大，随着年龄增长，肾脏逐渐出现多发囊肿，且囊肿数目和大小随年龄的增长而增多增大，大多数的患者直到中年，肾脏才会大到被察觉。

多囊肾的临床表现和肾囊肿类似，一般没有症状，常常在体检时被发现。其症状主要表现为两侧肾增大、肾区疼痛、血尿、高血压等。一般情况下，多囊肾的治疗也和肾囊肿类似。如无症状则只需观察而不需要手术治疗。当出现压迫等症状时，可以行肾囊肿去顶术。目前，尚无逆转或治愈多囊肾的药物，只能对症治疗，尽可能地减缓肾脏功能的恶化。一旦到疾病终末期肾脏功能丧失时，可进行肾移植、血液透析、腹膜透析等替代治疗。

28. 结核不是肺病吗，为什么肾里也会有结核

结核分枝杆菌会侵犯全身各个器官，引起结核病，以肺脏为著，称之为肺结核病。肺结核是最常见的结核病，故人们经常误以为结核病就是肺结核。殊不知，肺结核只是结核病中的一种，除此之外，还有肠结核、肾结核等。肺结核经血液播散，结核分枝杆菌侵犯肾脏，便会引起肾结核。

肾结核早期一般无症状，最早出现也是最重要的临床表现是膀胱刺激征——尿频、尿急、尿痛。除此之外，血尿、脓尿、腰痛、肿块等症状也会随着疾病的发展而出现。还会出现一些结核病的共同症状，如消瘦、乏力、食欲减退、低热、盗汗等。由于肾结核常常继发于全身性结核，因此在治疗上不能仅仅局限于肾脏，而是要着眼于全身，将局部病变情况与全身结核发展相结合，全面诊断、全面治疗。常用的抗结核药有异烟肼、利福平、链霉素等。如药物无法有效控制结核，须行手术治疗，根据结核的发展情况选择合适的术式，包括但不限于肾全切、肾部分切除等。

29. 输尿管为何也会有结石

与肾结石略有不同，输尿管结石很少原发于输尿管道内，一般是由于肾结石排出时卡在输尿管中无法下降而形成。结石在排出过程中通常较易卡在输尿管的三个狭窄处，即肾盂输尿管交界处、输尿管跨过髂血管处、输尿管膀胱壁段。假如输尿管结石没有顺利排出，则极有可能在输尿管内自行长大。

输尿管结石通常伴有明显的症状，最典型的便是绞痛，患者通常在运动后、体位改变后或晚上睡觉时突然发生腰部剧烈疼痛，疼痛难忍甚至需要去急诊就诊（事实上，因结石引起的疼痛前往急诊就诊占据了泌尿外科急诊就诊的很大比例）。除了剧痛，大部分患者还会伴发血尿和肾积水。血尿是结石摩擦输尿管管壁引起的，而肾积水则是由于输尿管堵塞后上游的尿液无法排出淤积于肾脏引起的。另外，输尿管结石还会伴发恶心、呕吐、发热等症状。一般来说，行 X 线或 CT 平扫检查即可确诊结石。结石小于 5mm 时，患者可以在医生的指导下服用药物排石，而稍大一些的结石须行手术治疗。根据结石的位置可以选择体外冲击波碎石术、输尿管镜钬激光碎石术等。

30. 输尿管肿瘤都有哪些

输尿管肿瘤相对较少见，可分为良性和恶性肿瘤。良性肿瘤如输尿管息肉，一般由术后损伤或输尿管慢性炎症引起；恶性肿瘤可细分为尿路上皮癌和非尿路上皮癌（如鳞状细胞癌），一般认为吸烟、遗传、化学致癌物质接触等为可能诱发因素。输尿管肿瘤临床表现和膀胱癌类似，均可出现间歇无痛肉眼血尿。除此之外，肿瘤的存在可能造成梗阻从而引起肾积水和输尿管上段积水。

行尿路造影等影像学检查可帮助诊断输尿管肿瘤，输尿管镜及尿脱落细胞学检查发现癌细胞可确切诊断。一旦确诊输尿管恶性肿瘤，须及早行肾、输尿管及膀胱壁切除，术后定期复查，从而尽早控制病情，以达到满意的效果。

31. 什么是膀胱癌

膀胱癌是我国泌尿系统发病率最高的肿瘤，在西方国家发病率也仅次于前列腺癌。膀胱癌的病因尚未明确，可能的诱发因素有吸烟、药物、化学物品刺激等。男性发病率高于女性，50~70 岁为高发年龄，以尿路上皮癌为主。

临床表现方面，最常见也最先出现的症状是血尿，通常为全程无痛肉眼血尿。大部分患者也会出现尿路刺激征，即尿频、尿急、尿痛。少部分患者伴有排尿困难、肾积水、下腹部包块等症状。肿瘤长到一定程度时，便会扩散至盆腔、腹膜后或直肠等位置，引起相应的转移瘤症状。尿常规、B 超、CT 等常规检查可帮助发现膀胱癌，确诊则须行膀胱镜检查和病理组织活检。当疾病处于早期时，经尿道膀胱肿瘤切除术或电灼术可去除肿瘤。若病情严重，须行膀胱部分切除或膀胱全切（开腹切除，腹腔镜切除，达芬奇机器人切除等）。

32. 什么是尿道损伤

尿道损伤是由外伤、化学物质等因素造成的尿道不同部位的损伤。由于男性尿道较长且膜部、球部易受损，故尿道损伤多见于男性。常见于经尿道的金属器械造成的钝性损伤、骨盆骨折造成的尿道损伤、会阴部的骑跨伤等。

尿道损伤常见的症状有疼痛、尿道出血、血尿、排尿困难、尿外渗、血肿、瘀斑等，严重者可出现休克，须立即抢救。行影像学检查（X 线检查、尿道造影等）、直肠指检、诊断性导尿等可确诊。轻度尿道损伤可以尝试留置导尿管待损伤自行修复，若病情严重须立即急诊处理，然后进一步确定诊疗计划，必要时进行手术修补，如尿道会师术等。

33. 什么是前列腺增生

在雄激素的作用下，前列腺缓慢生长形成增生。前列腺增生常见于中老年人，总体上年龄越大增生现象越明显。尿频是本病最早出现的症状。除此之外，由于增大的腺体压迫尿道，故前列腺增生最主要的症状是排尿困难，还会伴有尿急、夜尿增多、尿等待、尿分叉、尿滴沥等现象。

一般来说，超声检查即可发现前列腺增生，而增生组织的良恶性可由前列腺特异性抗原（PSA）值来进行初步判断，若 PSA 大于 10，提示存在恶性病变可能，须进一步行穿刺活检来确诊。在临床上，前列腺良性增生的治疗通常为药物治疗（非那雄胺、盐酸坦索罗辛等），必要时可行外科手术，最常用的方法为经尿道前列腺电切术（TURP），术后恢复较快，预后良好。

34. 什么是前列腺癌

前列腺癌是西方国家泌尿系统第一大高发肿瘤，以前列腺腺癌为主，其余如鳞癌、导管腺癌、黏液腺癌等也有出现。前列腺癌病因尚未明确，可能与年龄、遗传因素等有关。前列腺癌一般早期无症状，随着病情的发展逐渐出现进行性排尿困难，表现同前列腺增生类似，也会出现尿频、尿急、血尿、血精等临床表现。

前列腺癌诊断主要靠磁共振成像（MRI）、直肠指诊和前列腺特异性抗原（PSA）检测，若 PSA 大于 10，则高度怀疑为恶性肿瘤，前列腺病理活检穿刺可确诊。视病情发展，手术方式可以选用经尿道前列腺电切术、前列腺全切术等。

35. 什么是精索静脉曲张

精索静脉曲张是指精索内的血管丛异常迂曲扩张，可触及蚯蚓团块状曲张的静脉，是男性不育最常见的原因之一。一般无症状，部分

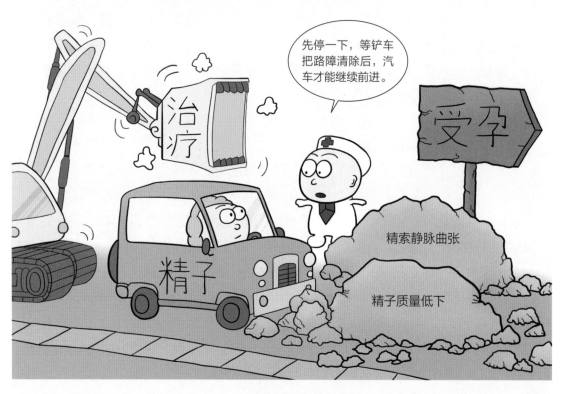

图 11　精索静脉曲张影响受孕

患者自觉单侧或双侧阴囊坠痛、胀痛，阴囊增大。严重者可致睾丸萎缩甚至不育。泌尿系统超声结合病史查体等可确诊。

传统的精索静脉曲张手术为开放式或腹腔镜下精索静脉高位结扎术。随着显微外科的飞速发展，现已出现显微镜下精索静脉结扎术，具有出血少、创口小、恢复快等优点。

（王宏磊　杨丽焕　丁德鑫）

三、如何保护肾脏功能

1. 人少了一个肾会怎样

在我国先天性孤立肾的患病率约为 0.5‰，单侧肾功能正常时一般没有明显的症状，多在体检或检查其他疾病时无意间发现，不会影响正常的生活、生长发育、生育和工作。据研究，每个肾脏实际上只有 1/10 的肾单位进行工作，9/10 的肾单位处于"轮流休息"状态。如果另一侧肾脏完全正常，那么对身体不会有什么影响，因为一侧肾脏就完全能维持一个人肾脏的排泄和分泌功能。这也常常给人一种误解：人体只需要一个肾就够了。但事实并非如此。肾脏负责全身每天的排毒工作，这个工作量很大，少了一个肾以后，相当于原本两侧肾的工作都交给一侧肾做，在短时间内可能没什么影响，这就是肾功能代偿期，但长期如此就会出现肾脏超负荷运转，从而出现失代偿的情况，肾损伤后再没有另外一个肾可以替代，就很容易发展为肾功能衰竭，到最后，需要借助血液透析来完成血液滤过的功能，患者生活质量会有明显下降。

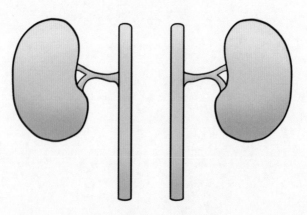

图 12　肾脏是人体净化器

2. 中医说"肾不好"和西医说"肾不好"是一个意思吗

由于中医和西医对肾的功能有着不同的理解角度，同样一句话可能有着不同的含义。一般中医说"肾不好"，是指"肾虚"，肾中气、精、阴、

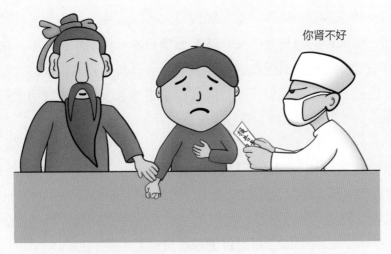

图 13　中医和西医说"肾不好"不是一回事

阳不足，出现了肾的功能减退，常常表现为腰膝酸软、疼痛、怕冷、性欲减退、夜尿多、水肿、头晕、耳鸣等症状，在脉象上表现为尺脉沉细㢂弱。西医所说的"肾不好"一般是指肾功能不全，主要是肾生成尿液、调节电解质和内分泌功能减退，在症状上可能表现为排尿的异常，尿过多、尿过少或蛋白尿，还可能出现水肿，通过尿液检查、肾功能检查、影像学检查等辅助检查可以明确诊断。

　　总的来说，中医说的"肾不好"，含义比较广泛，包括肾主管的生长发育功能、水液代谢功能和生殖功能，可能会涉及性功能和生育；西医说的"肾不好"，就主要是作为泌尿系统一部分的肾功能不全了，主要表达的是肾泌尿的功能出现了问题，不会涉及性功能和生育问题。

3. 为什么"肾不好"也会引起高血压

肾小球疾病常常伴有高血压，约 90% 的慢性肾衰竭患者患有高血压。高血压发生的机制主要有两方面。一方面是水钠潴留导致血容量增加，血管扩张，为容量依赖性高血压；同时水钠潴留还会导致血管平滑肌细胞内水钠含量增加，血管壁增厚、弹性下降，血管阻力增加，和对儿茶酚胺的反应增强，这些也可使血压升高。另一方面是肾实质损害缺血时会反射性地刺激肾素-血管紧张素分泌增加，导致小动脉收缩，外周阻力增加，引起肾素依赖性高血压。肾小球疾病导致的高血压以容量依赖性高血压为主，但两种高血压类型常常混合存在。近年来发现肾脏局部交感神经过度兴奋也会引起难治性高血压。肾上腺的疾病、肾上腺皮质或髓质激素分泌异常都会导致高血压的发生，其中原发性醛固酮增多症以高血压、低血钾为特征性改变，嗜铬细胞瘤患者长期儿茶酚胺分泌过多也会导致恶性高血压。这些高血压患者首先需要明确诊断，只有积极治疗原发病，对症用药，才能控制血压到理想状态。持续存在的高血压会加速肾功能的恶化，因此应对高血压给予足够的重视，并积极进行治疗。

4. 保护肾脏应该多喝水还是少喝水

肾脏每天都需要对全身的血液进行滤过，每天生成原尿大约180L，那么，如果少喝水是不是能减少肾脏的工作量从而达到保护肾功能的目的呢？答案当然是否定的。我们体内每时每刻都在进行着大量的生理化学反应，水是最重要的原料之一，人体内的新陈代谢活动也必须有水的参与。人体每天通过体表皮肤蒸发、呼吸运动和排尿会丧失大量的水分，亟须通过各种途径补充回来。当饮水不足时，人体很容易出现干燥、疲劳等不适，还会出现小便量减少、小便颜色发黄的表现，这些都是体内水分不足的征兆，因此每天一定要保持足够的水分摄入。

专家建议每天喝水1 500~1 700ml。那么，一个劲地多喝水是不是就很好呢？当然不是。喝水还要注意少量多次，不能一次喝太多，否则也可能导致体内电解质浓度（如血钠浓度）下降，而出现水中毒的情况。对老年人和心功能、肾功能不全的患者来说，饮水过量会增加心脏和肾脏的负担，也不建议过量饮水。一般来说，判断的方法是饮水量应该与尿液量保持大体上的出入一致，"量出为入"，避免饮水不足或过量。

5. 为什么不能憋尿

人体的尿液主要储存在膀胱里，当出现尿意时，一般是膀胱内储存的尿液到了一定量，反应到大脑中枢，产生排尿反射，出现排尿的意识。由于排尿是受大脑控制的，常常有人会憋尿，比如冬天舍不得离开被窝，正在打的游戏还没结束等。憋尿是一种很不好的生活习惯。尿液储存时间过长，容易滋生细菌，引起尿路感染，同时，膀胱压力增大，还可能导致尿液反流到肾脏，引起肾积水，引发肾盂肾炎，影响肾脏的功能。由于尿道和生殖道距离较近，尿道的感染还可能引起生殖道的感染，如女性出现阴道炎、盆腔炎，男性出现前列腺炎等。长期憋尿会导致膀胱长期处于高压状态，膀胱为了排出尿液而刺激膀胱肌层

人有三急

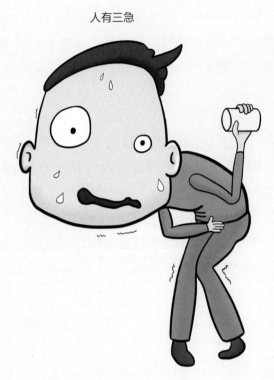

图 14　憋尿坏处多

增生肥厚，导致膀胱内壁出现小梁样的改变，这属于膀胱的器质性病变。因此，有尿就要及时排尿，谨防小尿意憋成大问题。

6. 肾性水肿患者为什么要少吃盐

肾损伤后由于肾小球滤过功能减弱，排钠排水不足，会引起全身的水肿。

肾性水肿多以腰部以下水肿为主，出现水肿说明患者存在着水钠潴留在体内的情况。食盐的主要成分有氯化钠，钠离子在机体中具有收缩血管和升高血压的作用。正常人每天食用食盐的量应该控制在 5g，过多摄入钠可引起体内钠、水潴留，使循环血量增加，引起血压升高，增加对肾脏的压力，当肾功能不全时，无疑又给本来就不健康的肾脏增加了负担，造成肾脏的损伤加剧。所以肾性水肿患者必须严格控制食盐的摄入量，每天的饮水量也要量出为入。另外，摄入过多的钠离子会增强淀粉酶活性，致使淀粉消化加剧从而增加体内葡萄糖的含量，导致小肠吸收的游离葡萄糖增多，进而引起血糖浓度增高，加重病情。因此，为了降低引起并发疾病的危险，糖尿病肾病患者也应减少盐分的摄入。

在中医理论中，酸、苦、甘、辛、咸五味对应肝、心、脾、肺、肾五脏，咸味归肾，在药物炮制上有"盐炙入肾"的说法，补肾的药物经过食盐炮制后能加快进入肾经，如盐杜仲、盐菟丝子、盐巴戟天等，但食用盐过量也最容易损伤肾脏。

7. 肾病患者为什么要优质低蛋白饮食

在正常的生理情况下，肾小球滤过膜具有分子屏障和电荷屏障的作用，大分子蛋白质无法通过滤过膜，肾小管近曲小管的重吸收作用能回收原尿中95%的小分子蛋白质，因此正常人排出的尿液中蛋白质含量极低。但当肾功能受到损伤时，肾小球滤过作用和肾小管重吸收作用不足，就会出现蛋白尿的情况，这时候，高蛋白饮食会增加肾小球压力，导致漏出更多的蛋白。大量蛋白的漏出会促进肝脏代偿性地合成更多的白蛋白，但当肝脏白蛋白合成增加不足以补充丢失的蛋白时，就会出现低蛋白血症，表现出各种营养不良的状态。血液中的蛋白含量减少，会导致血液胶体渗透压降低，还会加重肾病患者的水肿情况。因此对肾病患者，医生一般会建议优质低蛋白饮食，既要补充足够的营养，还要避免加重肾脏的负担。

8. 什么是优质蛋白

蛋白质的来源有两个方面，分别是植物蛋白和动物蛋白。植物蛋白以豆类为主，主要含非必需氨基酸，代谢后的废物容易在体内积聚，导致尿素氮升高，加重肾功能不全的情况。动物蛋白主要有肉类、蛋、奶等，其中含有较多的必需氨基酸，能直接被人体利用，这些蛋白才是优质蛋白，其中牛奶蛋白是最好的，其次是禽蛋蛋白，再次是鱼类蛋白、瘦肉蛋白。但要注意某些动物蛋白中可能含有较高的磷，食用过量也会加重肾损伤，如动物内脏、虾皮等，应该少吃。

市面上出售的蛋白粉是优质蛋白吗？可能需要用心筛选一下。目前市面上常见的蛋白粉产品主要有乳清蛋白粉、植物性蛋白粉（即大豆蛋白粉）、酪蛋白粉，以及大豆蛋白和乳清蛋白的混合型蛋白粉几大类。乳清蛋白被称为蛋白质之王，是从牛奶中提取的一种蛋白质，在各种蛋白质中，乳清蛋白的营养价值是最高的，具有易消化吸收、含有多种活性成分等特点。肾功能不全的患者可以选择合适的产品适量地补充优质蛋白，但使用过量也会加重肾脏的负担。

9. 吃"腰子"能补肾吗

中国有一句古话——"吃啥补啥",因此民间也常常认为吃什么能补什么。动物肾脏也被称为"腰子",那么吃"腰子"能补肾吗?事实上,"腰子"中含有大量的蛋白质、铁和其他的微量元素,具有一定的营养价值。中医认为猪腰性平、味咸,归肾经,有温肾益气、行气利水的功效。《本草纲目》记载:"肾虚有热者宜食之;若肾气虚寒者,非所宜矣。"羊腰味甘,性温,有补肾虚、益精髓的功效,《日华子本草》中说:"(羊腰)补虚耳聋,阴弱,壮阳益胃,止小便,治虚损盗汗。"可见吃"腰子"有一定的食疗价值。但吃"腰子"也有其适应证,对于人们所想象的"壮阳"功效则十分有限。同时,"腰子"属于动物内脏,为高胆固醇、高嘌呤的食物,食用太多反而可能导致血脂异常和高尿酸血症,得不偿失。

10. 饮酒会伤肾吗

人类饮酒已经有几千年的历史,中国古代酿酒可入药,使用酒炮制药物可以增强药物性味功能等,但最新研究表明适量饮酒其实并无益于身心健康,而长期过量饮酒则会损害身体。饮酒首先损害的是肝脏。大约95%的酒精都要通过肝脏来解毒,但肝脏的解毒能力是有限的,酒精分解以后产生的乙醛对肝细胞有毒害作用,使肝细胞变性坏死,还会影响肝的脂肪代谢,引起酒精性脂肪肝,可发展为酒精性肝硬化等。

人们比较容易忽略的是过量饮酒也会伤肾。有研究证明,长期过量饮酒会使体内肾上腺皮质因长期刺激而功能减退,导致早衰。同时,酒精损害下丘脑和垂体,导致促性腺激素和雄激素分泌不足,还会造成睾丸萎缩、性功能低下、阳痿、前列腺炎、精子质量下降等。

从中医角度来看,长期饮酒还是酿生湿热的主要原因之一,湿热下注,可能会出现腹痛、尿频、尿急、血尿等症状。因此,在生活中应该注意不可过量饮酒,已经有肾功能损害的患者应该尽量不饮酒。

11. 吸烟会伤肾吗

烟草及烟雾中含有大量的有害物质,其中尼古丁是一种有苦味、无色透明的挥发性油质液体,是危害最大的植物毒素之一,通过口、鼻、支气管及胃的黏膜很容易被机体吸收,会对心脑血管、神经、呼吸、消化、泌尿及生殖系统造成损害,导致多种疾病。全球每年至少有300万人死于和吸烟有关的疾病。目前已有研究表明，吸烟能造成肾功能损伤，这种损伤呈现剂量依赖性，持续吸烟损伤会更加严重。吸烟还会影响精子活力，导致男性生育力下降，增加女性流产率，影响到下一代，引发新生儿染色体异常等问题。因此，应当尽量戒烟。

12. 为什么熬夜会伤肾

人类的生活有着一定的昼夜节律，调节着人体最基本的作息，我国古代人民就遵循着"日出而作，日入而息"的作息规律。《灵枢·营卫生会篇》中说："卫气行于阴二十五度，行于阳二十五度，分为昼夜，故气至阳而起，至阴而止。"夜间阳气要"入于阴"才能睡觉，中医认为，熬夜会损伤肾阴和肾精，长久如此就会出现腰酸耳鸣、性功能减退、精神状态差等肾虚的症状，中医养生理论中尤其提倡睡"子午觉"，换算成现在的时间晚上 11 点就该睡觉了。

现代医学也发现，肾病综合征（包括膜性肾病）患者蛋白尿具有昼夜节律性：16:00 左右患者尿蛋白排泄量最高，03:00 排泄量最低，且独立于肾小球滤过率。肾病综合征患者血压昼夜节律也显著受损，成人和儿童肾小球肾炎肾病结局受血压昼夜节律显著影响。因此，从中西医角度来看，长期熬夜都会对肾功能产生一定损害。

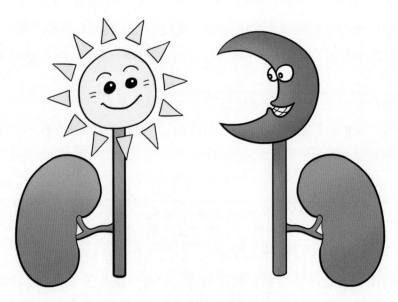

图 15　人体拥有昼夜节律

13.

肾功能指标都正常，为什么说肾虚

西医临床上关于肾功能的各项检查主要是用于判断肾脏的滤过和重吸收功能有无异常、肾实质有无损伤等问题。肾虚是一个中医学的概念。中医学认为，"肾"中蕴含元阴元阳，是人体一身阴阳的根本，主宰着人体的生长发育、水液代谢和生殖等方面的功能，相当于代表着整个人体的泌尿和生殖系统。当肾阳虚时，可能出现怕冷、腰部冷痛、阳痿等症状；肾精不足时，可能出现小儿囟门迟闭、发育迟缓；肾阴不足时，可能有五心烦热、腰酸等不适。透过这些症状能反映出一个共同的问题就是肾虚，肾虚主要是指肾在这些方面的功能减退，不一定伴有器质性病变，也就不一定会出现肾功能指标的异常。

反过来说，即使出现了肾功能检查指标的异常，如果没有出现相应的症状，不能推出肾虚这个证候，也不能认为肾功能异常就是肾虚。具体的证候鉴别应该由专业医生判断。

14.

年年体检没问题，怎么突然就肾衰竭了

体检的常规项目一般包括肾的生化功能检测和肾的 B 超检查，血肌酐、血尿素氮和肾小球滤过率可以反映肾功能是否正常，通过肾脏 B 超检查可以看出肾脏的结构有无变化，肾中有没有结石、占位性病变等，体检对大多数常见病都能起到一定的筛查作用。

肾衰竭即由各种原因引起的双肾泌尿功能减退，分为急性肾衰竭和慢性肾衰竭。急性肾衰竭常见于各型休克早期和急性心力衰竭，严重的休克、失血、烧伤和心力衰竭会引起肾脏血流不足，导致肾功能损伤。未发展到器质性病变阶段时，肾脏血流恢复以后，肾功能也可以迅速恢复；但若缺血时间长，或好转后出现再灌注损伤，可导致肾小管的急性坏死，转变为器质性的肾衰竭。慢性肾衰竭由于早期肾病变症状不明显，极容易被忽略。尤其是继发于高血压的慢性肾衰竭，患者出现了血压升高，但没有给予重视，未规律服用降压药，导致血压控制情况不佳，身体长期处于高血压状态，进而导致流经肾脏的血量变多，肾脏的负担加重，肾功能逐渐减退，形成慢性肾衰竭。还有许多其他的疾病也会导致肾衰竭，如糖尿病等，应该重视对基础疾病的控制和管理，避免出现肾脏相关的并发症。

15.

吃中药会导致药物性肾损伤吗

肾脏是人体主要的代谢器官之一，许多药物都经由肾脏代谢，不可避免地会加重肾脏的负担，同时，一些药物的代谢产物还可能带有一定的肾毒性，当使用不当时，就可能引起药物性肾损伤。大部分西药的说明书中药物的毒理作用都写得很清楚，中药引起的药物性肾损伤也是值得重视的问题。

由于大多数人对中药存在着一些认识误区，认为中药是纯天然的动植物，许多都是药食同源，不会有什么毒性，故而不加区分地滥用，反而容易出现各种问题。事实上，我们常说的中药具有四气五味，在寒热温凉等性质上是有一定偏性的，在治疗疾病时，需要用到中药的偏性来调理人体不平衡的状态。一般药食同源的药物性味都比较平和，可以长期食用而不损害人的正气，但长期盲目食用具有偏性的中药，就可能造成肾功能的损伤。此外，部分中药还具有一定的肾毒性，如含有马兜铃酸的细辛、关木通，性烈的动物药如蜈蚣、蟾酥，有大毒的矿物类药如朱砂、水银、砒霜等。规范的中药使用应该先经过严格的道地药材和品种选择、使用中药炮制方法减轻药物的毒性等一系列工序，以避免中药带来的副作用。

总而言之，没病千万不要乱吃药，在任何情况下都应该在医生指导下用药。

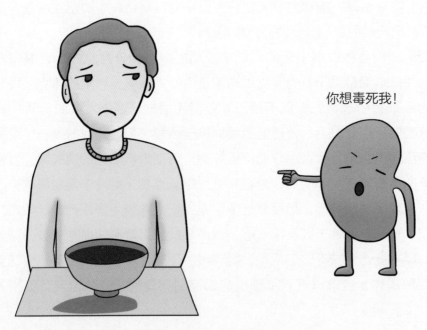

图 16 有些中药具有肾毒性

16. 肾病患者什么时候可以吃中药，什么时候不能吃

中医药治疗肾病具有一定的优势，在肾小球肾炎、慢性肾衰竭、狼疮性肾炎、肾病综合征治疗等方面都有较多的临床研究，体现出了较好的疗效。中医药治疗肾病的优势主要表现在以下几个方面：①提高免疫力：多数肾病患者病程较长，表现为脾肾两虚，面色黧黑，怕冷，中医可在益气健脾基础上增强免疫力，延缓疾病发展。②消除尿蛋白：中医在补肾益脾基础上加收敛止泻药物，可消除蛋白。③延缓慢性肾功能不全进展：在慢性肾功能不全代偿期、氮质血症期、衰竭期，均可通过中药治疗延缓肾衰竭的发展。

当肾衰竭进展到了尿毒症阶段，即终末期肾病，患者的肾脏排泄能力已经很差了，无法将多余的钾离子排出体外，血液中钾离子可能会超过正常值，高钾状态会直接影响心脏造成心搏骤停。中药中往往含有较多的钾离子，此时服用中药很可能会加重患者的高钾状态，危及生命。因此，终末期肾病的患者，在没有透析的条件下，不能轻易服用中药。

17. 是不是年龄越大肾功能就越差

《黄帝内经》中说："男子五八，肾气衰，发堕齿槁。"肾气、肾精等都会随着年龄的增长而耗竭，肾的功能也随着机体的衰老而逐渐退化。现代医学研究表明，40岁以后随着年龄增长，肾功能逐渐减退，减退的速度随着年龄增长而递增，40~49岁平均每年降低0.6%，50岁以后每10年降低10%，到80岁时肾功能仅为年轻时的一半。肾功能减退一方面是由于肾脏本身的衰老规律，另一方面还与其他肾外因素如动脉硬化、免疫等因素相关。

由于老年人的基础疾病较多，长期的心脑血管疾病和代谢性疾病容易影响肾脏，导致肾功能减退。肾功能与身体的整体健康情况相关度较高，因此肾功能减退的个体差异性较大。但在40岁以后，即使没有相关的肾病，肾功能储备也已处于较低的水平，肾脏调节机体内环境稳定的能力减弱，若遇到一些应激情况，如心力衰竭、呕吐、腹泻、感染、服用肾毒性药物，会导致肾脏功能急剧恶化。因此，老年人一定要注意避免各种可能会加重肾损害的因素，避免给脆弱的肾脏雪上加霜。

18. 不同类型的肾病发病与年龄和性别有关吗

肾病的发病与年龄没有太大的关系，从婴幼儿到高龄老人都有可能发生肾病，只是每个年龄段发病的特点不一样，有些肾病不同性别

发病率有一些不同，如慢性肾小球肾炎患者以中青年为主，男性多见，乙型肝炎病毒相关性肾炎多见于儿童及青少年，过敏性紫癜性肾炎和系膜增生性肾小球肾炎好发于儿童和青少年，系膜毛细血管性肾小球肾炎好发于青壮年（年龄 30 岁左右），狼疮性肾炎好发于 20~40 岁女性，膜性肾病、糖尿病肾病、肾淀粉样变性好发于中老年等。

19. 肾病会遗传吗

肾病有很多种，大多数是不会遗传的，如肾小球肾炎、膜性肾病、糖尿病肾病等，但是也有一些遗传性的肾病，比如奥尔波特综合征（Alport syndrome），是一种以血尿，轻、中度蛋白尿及进行性肾功能损害为主要表现，同时伴有耳部（神经性耳聋）及眼部（球形晶状体）病变的单基因遗传病，多为 X 连锁显性遗传，也存在常染色体隐性遗传和常染色体显性遗传，常起病于青少年，伴有家族史。

遗传性多囊肾是较为常见的一种常染色体遗传病，其遗传方式可分为常染色体显性遗传和常染色体隐性遗传，是遗传性肾病中最多见的疾病之一。囊肿长大会逐渐压迫肾组织致肾小管萎缩及硬化，肾小球消失，使尿浓缩功能低下、尿量明显减少、尿比重降低，最终破坏肾脏的结构和功能，导致终末期肾病。遗传性多囊肾除累及肾脏，还伴有肝囊肿、胰腺囊肿、颅内动脉瘤和心脏瓣膜异常等肾外表现。

还有一种遗传性肾病是薄基底膜肾小球病。薄基底膜肾小球病又被称为良性家族性血尿，是一种发病机制尚未明确，可能为常染色体显性遗传的疾病。典型的临床表现是血尿，多数为持续性的镜下血尿，也可以表现为发作性肉眼血尿，大部分患者肾功能、血压正常，眼、耳等肾外症状也少见。

20. 损伤的肾功能还能不能恢复

导致肾功能不全的原因有很多，其中有些损伤是可逆的，有些损伤则是不可逆的。对于急性肾损伤，在纠正损伤原因后，恢复期损伤的肾脏细胞可以修复和再生；由结石梗阻导致肾脏功能减退者，去除结石梗阻后可以恢复部分肾功能；对于慢性肾衰竭患者，早期诊断、有效治疗原发疾病和去除导致肾功能恶化的因素，是慢性肾衰竭防治的基础，主要治疗目的是阻断或抑制肾单位损害渐进性发展的各种途径，保护健存肾单位，避免肾功能进一步恶化。

对慢性肾病患者，延缓、停止或逆转慢性肾衰竭发生的措施主要有：①坚持病因治疗，如对高血压、糖尿病、肾小球肾炎等疾病进行长期合理治疗。②避免和消除会导致肾功能恶化的因素，如下尿路梗阻的患者，应当早期介入，去除梗阻因素，避免疾病进展。另外，纠正贫血、戒烟等，可能会对肾功能有一定的保护作用。

21. 养肾应该怎么吃

从中医五行学说的角度来看，五色中的黑色对应肾脏，一般认为黑色的食物能够入肾，起到保护肾脏和滋补肾精的作用。这类食物主要有黑豆、黑米、黑芝麻、黑木耳、黑枣等，其中黑芝麻性味甘平，能滋养肝肾，坚持长期食用能起到强壮身体、乌须黑发的功效。中医还有"以形补形"的理论，豆类、沙苑子、腰果的外形像人的肾，因此也可以用来补肾。容易出现的错误做法是认为什么食物好，就拼命去食用这一类的食物。人体对营养的需求是多元化的，应适量食用肉类、新鲜水果、蔬菜等食物，尽量做到不偏食。

已有肾功能损伤的患者在饮食方面需要注意，要适当地限制碳水化合物的摄入，可以将淀粉作为主食的一部分进行补充。由于肾功能不全时伴有体内离子代谢的紊乱以及尿毒症对消化道的损害，肾功能不全的患者经常会伴有胃肠道的水肿，出现腹胀、恶心、厌食等不适感。由于杂粮不容易消化，所以肾功能不全的患者最好少吃或不吃杂粮。为了防止限制蛋白质摄入造成的营养不良，患者需要补充 α-酮酸片。对肾功能不全患者推荐优质低蛋白饮食，减少植物蛋白的摄入，尽量少吃豆类食品。肉类中磷的含量较高，对人体不利，可以先将肉丝或肉片用开水煮一下再烹饪，这种方法可以去除肉中一部分磷。对海鲜有过敏反应，或者血尿酸水平较高的肾病患者，不宜食用海鲜。另外，动物内脏，如动物肝、肾、心等，胆固醇及嘌呤含量都很高，肾病患者也不宜食用。

22. 感冒为什么会加重肾病患者的病情

许多肾病患者感冒后病情会加重，有时感冒后会出现全身水肿、小便不利的情况。这主要是因为大多数的肾病都是由免疫复合物沉积在肾脏引起的，当感冒时，外来病原微生物的刺激会激活人体的免疫系统，导致机体的免疫反应增强，反应到肾脏上就会出现肾病的加重。一些自身免疫性肾病患者可能会用到免疫抑制剂，这会减弱患者对病原微生物的抵抗力，会导致肾病患者比健康人更加容易感冒。因此肾病患者应该重视日常的起居调摄，慎起居、避风寒，避免感受"虚邪贼风"。

肾病患者感冒后更加应该给予重视，早期治疗，避免病情加重。对于病情较重的感冒，如高热不退，咳嗽咳痰，可能合并细菌感染，需要及时就诊，在医生的指导下合理应用抗生素。

23. "尿不好"是不是说明"肾不好"

尿液分析是诊断肾病的首要和最关键的检查，通过尿液检查可以早期发现一些肾病。主要观察指标有以下几点。

（1）尿液泡沫多：尿液中出现白色的泡沫一般意味着尿中含有一定量的蛋白。肾功能正常时，较大的蛋白质分子无法通过肾小球滤过膜，小的蛋白质分子也会被肾小管的重吸收作用回收入血，在尿液中几乎检测不到蛋白质的存在。但各种肾炎、肾病综合征、尿路感染、结石、肿瘤等会损伤肾功能，导致尿蛋白含量升高。如果发现尿中泡沫多，应该及早就诊，早期诊断有无肾脏受损。正常人剧烈活动后或在寒冷或高热的环境下，可能出现暂时性的蛋白尿，需要加以鉴别。

（2）夜尿多：生理状态下，在下丘脑的调控下，夜间抗利尿激素分泌增加，会促进肾小管的重吸收作用，使夜间尿量减少，避免影响睡眠。但当肾小管功能损伤、重吸收功能减弱时，就可能出现夜尿频多的情况，夜尿频多的肾性因素，在中医理论中属于肾阳虚的范畴。

（3）尿液有异味：正常的尿液也有一定异味，主要是尿液中尿素分解从而产生氨的味道。但若出现其他异常味道，往往反映了其他的问题。若排尿后闻到一股腥臭味，可能是膀胱炎、化脓性肾盂肾炎等；闻到一股腐臭味，可能是细菌感染；闻到烂苹果味，往往提示糖尿病患者酮症酸中毒。

（4）尿液颜色异常：正常的小便应该是无色澄清至淡黄色或琥珀色。若喝水少或晨起的第一泡尿，由于尿液浓缩，尿液颜色会加深一些，属于正常。

若尿液呈洗肉水色或鲜红色，提示尿液中有大量的红细胞，多见于泌尿系统炎症、肿瘤和创伤。若尿液呈乳白色，伴有尿道发热、排尿异常、腰痛等，可能是肾盂肾炎、膀胱炎、尿道炎等疾病。黄疸时尿中含有大量的结合胆红素，会出现尿黄，常见于阻塞性黄疸和肝细胞性黄疸。发现这些异常时应该及早就诊治疗。

24. 肾功能异常者能不能怀孕生孩子

肾功能异常会影响怀孕，会对母婴健康造成严重的影响。国外研究表明，肾功能异常可导致多种不良妊娠结局，如早产、胎儿体格和神经发育迟缓、死胎等。对于母亲而言，妊娠可诱发肾病或导致原本的肾病加重，严重者可出现肾功能衰竭。由此，建议准备要孩子的女性在孕前检查肾脏功能是否健全。因为慢性肾病的临床表现隐匿，不少患者疾病发展到晚期才会出现身体不适感。怀孕前可能没有任何不适，但妊娠期间，肾脏负荷加大，可诱发肾病或使原本轻微的肾病快速进展，肾功能急剧下降，甚至发展成尿毒症。

如果孕妇怀孕前肾脏是健康的，怀孕过程中发生肾积水，情况不严重，可能是因为在怀孕过程中输尿管平滑肌收缩减少，使输尿管蠕动缓慢，从而导致肾积水的发生。若肾功能没有明显受影响，则可以采取密切观察等保守治疗方法，分娩后一般可以自行好转。若积水比较严重、肾功能发生异常，可能需要手术治疗。

因此，应该做好孕前体检，若发现肾功能异常，应咨询医生，在肾病科医生的指导下怀孕和积极治疗，怀孕后还需严格监测血肌酐等指标。

25. 尿酸高为什么会损伤肾脏

尿酸高是由多方面原因导致的，可能是先天性家族性的疾病，存在遗传性的嘌呤代谢障碍，也可能是肝脏损伤后肝功能异常导致嘌呤合成增多，脂肪肝、饮酒、长期熬夜和服用药物都会导致肝功能损伤。尿酸高一般会导致痛风，高尿酸导致的尿酸盐结晶容易沉积在关节而引起急性痛风发作。尿酸盐结晶常沉积于肾脏，产生尿路结石，可能导致肾衰竭。尿酸高还会增加心血管事件的发生率。其中尿酸结石和痛风性肾病较为常见。尿酸高与肾功能可以说是相互影响的，高尿酸血症易引起痛风性肾病，出现尿酸结石，使肾功能恶化。肾脏功能下降，肾小球滤过能力下降、肾小管分泌受到限制、肾小管重吸收增多和嘌呤摄入过多，容易导致尿酸持续升高。因此，如果有尿酸高的情况，应尽早治疗。

26. 怎么做可以降尿酸

控制尿酸高应该注意日常生活的调摄，饮食上减少精制米面类食物摄入、饮酒和食用海鲜等。精制米面会快速升高血糖，刺激胰岛素快速分泌，多余葡萄糖会转化成脂肪，加重肝脏负担；饮酒会产生大量酸性代谢产物，引发酒精性酮症酸中毒。补充富含纤维素的食物很有必要，比如杂豆、糙米、蔬菜。禁止补充大量 B 族维生素，因为 B 族维生素会参与嘌呤代谢，摄入过多可能使体内尿酸水平升高，加重痛风。尿酸高的人可以适当补充一些其他的维生素，如维生素 C、维生素 D 和维生素 E，这些维生素有抗氧化和降低尿酸的作用。但是，也要注意不要过量，因为摄入过量的维生素 A 可能会促发氧化应激反应，也可能引起尿酸水平升高。

生活习惯上应该注意减少熬夜。如果肾病患者没有水肿、心力衰竭等情况，且肾脏可以正常排尿，那么可以适当多饮水、勤排尿和进行适量的运动。熬夜会影响肝脏的排毒作用导致嘌呤代谢紊乱，多饮水、勤排尿可以有效促进尿酸代谢和缓解尿酸结晶的形成。

27. 已经损伤的肾单位还能恢复吗

哺乳动物的肾脏后天再生能力较为低下，一般认为肾单位是不能新生的，但是急性肾损伤发生后，在肾小管上皮细胞和肾小球足细胞中均可以见到修复现象。在轻、中度急性肾损伤区域，受损的肾小管上皮细胞可以完全再生和修复。在重度损伤的区域，再生过程受损失调，会引起广泛的组织重塑和纤维化。通过尿微量蛋白测定、肾小管酸化和浓缩功能等测定可以评估肾小管功能，但目前很少使用这些指标评估急性肾损伤肾功能恢复的情况，需要更进一步的研究来寻找更好的生物标志物来评估肾功能的恢复情况。

高强度运动经常会引起非创伤性的急性肾损伤，表现为血尿、蛋白尿、血红蛋白尿等，中、低程度的运动性急性肾损伤一般可以完全恢复，早期识别、早期治疗十分重要。

28. 什么是肾阳虚，吃什么可以补肾阳

肾阳虚是指肾中的阳气不足，进而表现出一系列虚寒的症状，如腰膝酸软、四肢怕冷、小便清长等，小儿肾阳虚易出现生长迟缓、遗尿，成年男子易出现阳痿、早泄、遗精，女子则易出现宫寒不孕、痛经等问题。在医生的指导下食用一些温补肾阳的药物可以改善以上症状。代表性的药物有淫羊藿、巴戟天、附子、肉桂、肉苁蓉、紫石英等。在药膳中适当地加入温肾阳的药物可以达到温补肾阳、暖肾驱寒的效果。羊肉、驴肉为辛热之品，血肉有情之物，作为药膳食用也能达到温补肾阳的效果。《金匮要略》中的经典食疗方——当

归生姜羊肉汤能补虚劳、散寒气。此外，还可以在中医师的指导下适当使用补肾阳的中成药丸剂，如金匮肾气丸等，以缓补肾阳。

29. 什么是肾阴虚，吃什么可以补肾阴

肾阴虚是肾中阴液不足，出现阳气相对亢盛，进而表现出一派虚热症状的证候。肾阴虚常常表现为五心烦热、潮热、盗汗、腰膝酸软、耳鸣、双眼干涩等症状。男子常表现为早泄、性欲亢进、遗精，女子常表现为月经量少、崩漏等症。

肾中阴液亏少的含义是属阴的物质不足，需要使用滋补肾阴的方法来补充肾中不足的阴液。桑椹、黄精、玉竹、阿胶、女贞子、墨旱莲等均能滋补肾阴，且性味平和，属于药食同源之品，可以长期食用。但桑椹性偏寒，不可一次大量食用，以免损伤脾胃阳气。墨旱莲在中医美容古方中出现的频率非常高，长期服用还有乌须黑发、助毛发生长之功。阿胶具有很高的药理价值，价格也很高，由于阿胶胜在补阴，因此在患有外感疾病和女性月经来潮时不能食用，需要注意。

30. 保护肾功能的中药有哪些

中药治疗肾病往往是辨证施治，根据患者的具体情况辨证地使用中药配伍制剂。目前的研究认为植物多糖可以直接作用于肾脏，通过抗氧化应激、调节代谢紊乱、抑制炎症反应和修复受损细胞等多种途径达到预防和修复肾功能损伤的目的，其中对黄芪多糖修复肾损伤的研究比较具有代表性。《神农本草经》中记载黄芪性微温，味甘，无毒。目前的研究认为，黄芪能够减轻组织学损伤和延缓肾功能恶化，在利尿、降低尿蛋白方面有积极的作用，还具有护肾的功能。

在治疗肾病方面，雷公藤具有较强的抗炎作用以及免疫抑制作用。雷公藤制剂常用于原发性肾病综合征或继发性肾炎并且有尿蛋白的患者，但同时雷公藤也具有肾毒性，长期大量服用，也会导致肾功能损伤甚至肾衰竭，还会出现抑制性腺功能的副作用。

31. 保护肾脏的行为疗法有哪些

保护肾脏功能要注意日常的调护：饮食上做到不挑食，营养均衡；保持心情舒畅，遇事要淡定，保持平和的心态；进行适量的运动，

促进气血流通和新陈代谢；保证充足的睡眠。由于当身体处于低温环境时，机体的免疫功能是下降的，因此还要注意防寒保暖，特别是季节交替的时候，要注意加减衣物，不要受凉。

此外，练习健身可以调节各个脏腑的功能，舒展气机，反映到肾脏上可以很好地帮助增强肾脏功能。比较推荐的健身气功项目有太极拳、八段锦、五禽戏、六字诀等，其中八段锦中"两手攀足固肾腰"的动作，通过摩熨腰部也能起到强腰固肾的作用。可以根据自己的实际情况选择学习，并坚持锻炼。

在锻炼方面需要注意的是，在先天体质较差或身体状态不佳的情况下不宜选择强度太大的锻炼方式，在运动过程中感到不适时，应当立即停止，否则可能造成运动性的急性肾损伤或引发横纹肌溶解综合征。

32. 中医治疗肾病的方法有哪些

中医治疗肾病主要通过调节人体的气机、祛除体内的湿热和活血祛瘀等方法，针对病因病机进行治疗。其中调节气机主要通过补气和行气的方法，补气用黄芪、党参、白术、山药等药物，行气用枳壳、厚朴、木香等药物。祛除湿热常用药物有薏苡仁、滑石、黄柏、黄芩、黄连等。常用的活血祛瘀药有丹参、三七、桃仁、红花、赤芍等。现代医学也认为这些药物具有抗凝作用。

中医治疗肾病和西医治疗肾病，虽然理论不同，但是也有一些共通的地方，比如都有调节免疫、抗凝、预防感染、利尿去除水肿等内容，但中西医各有侧重和专长。在实际应用中应根据专业医生的建议综合评价中西药的效用，选用合适的治疗方案。

（郭军　邓楹君　李学东）

四、谈癌色变

很多人都知道肝癌、胃癌、肺癌等常见的癌症，但是对肾癌却不太了解，甚至有人把肾癌和尿毒症搞混了。其实，肾癌是一种很严重的癌症，近年来越来越多的人得了肾癌，对人们的健康造成了很大的危害。因此，我们应该多学习一些关于肾癌的知识。

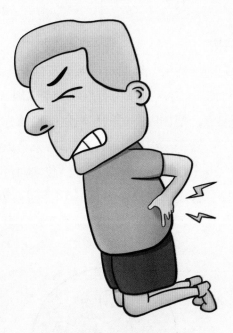

图 17 肾癌发病率逐年增加

肾脏是身体里很重要的器官，可以帮助我们把身体里不需要的水分和"垃圾"排出去，让身体维持正常的电解质平衡。但是，当正常肾脏细胞失去正常的生长控制和分化能力时，会形成异常增殖的细胞，我们称之为肾脏肿瘤。很多人不知道自己是不是得了肾癌，一发现有症状就很害怕。其实，有了症状不用太担心，及时去医院就诊治疗，就有可能有效控制疾病。要治疗肾病，我们就必须先了解肾脏。

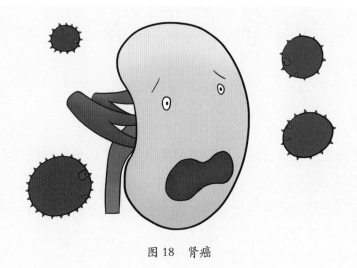

图 18　肾癌

1. 肾脏的解剖结构

肾脏的结构分为内外两层，外面一层叫肾皮质，里面一层叫肾髓质。肾皮质是肾脏最外面的一层，很厚，有很多血管和小球状的结构，称为肾小球，可以帮助我们过滤血液，把体内有用的和没用的物质分开。肾髓质是肾脏里面的一层，主要是由很多"小管子"组成，称为肾小管，可以把没用的物质变成尿液排出体外。肾髓质有 15~20 个像圆锥一样的部分，被称为肾锥体，它们的尖头朝向肾脏中间的空洞，叫肾窦，肾窦里有很多小孔，可以让尿液流出去。肾锥体的底部朝向外面，和肾皮质连接在一起。肾皮质和肾髓质不是完全分开的，有一些像放射

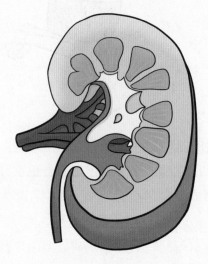

图 19　肾脏结构

线一样的结构从髓质伸到皮质里面,叫皮质髓放线;皮质髓放线之间的皮质叫皮质迷路。还有一些皮质从外面伸到髓质里面,叫肾柱。

2. 肾脏的组织结构

肾脏的组织结构分为两种,一为肾实质,一为肾间质。肾实质由肾单位和集合管组成。肾间质由间质细胞和疏松的细胞外基质构成。

3. 为什么说谈癌色变

肾癌是起源于肾脏的癌症,其中肾细胞癌是成年人最常见的肾癌类型,占肾脏恶性肿瘤的 80%~90%。肾细胞癌又分为几个小类:肾透明细胞癌,癌细胞看起来很清楚,像水晶一样,里面有很多血管;乳头状肾细胞癌,癌细胞看起来像小山丘一样,有很多突起,容易出血和坏死;肾嫌色细胞癌,癌细胞看起来很大,颜色不深,不会引起特别的症状;肾集合管癌,是肾脏中收集尿液的"管道"发生了异常,常常会引起疼痛和出血,还会发生骨转移。

除此之外,另外一种比较少见的肾脏恶性肿瘤是肾盂癌,其中最常见的为移行细胞癌,它是从输尿管的表皮开始发生了异常。这种肾癌的症状和膀胱癌很像,患者常常会出现血尿、尿不出来或者出现感染。

4. 肾癌的发病率如何

肾癌在我国并不少见,每年有很多人被诊断出患有肾癌,甚至有些人因为肾癌而失去生命。根据国家癌症中心发布的数据,2016 年我国肾癌的新发病例数为 7.4 万例,相当于平均每 10 万人中有 5.4 人患有肾癌。这个数字比世界平均水平要高:世界上平均每 10 万人中有 3.56 人患有肾癌。2016 年我国肾癌的死亡病例数为 1.4 万例,相当于平均每 10 万人中有 1.97 人死于肾癌。这个数字也比世界平均水平要高一些:世界上平均每 10 万人中有 1.21 人死于肾癌。

在我国,男性患肾癌的可能性比女性要大。2016 年男性的肾癌发病率是 7.8/10万,女性是 3.1/10 万。男性的肾癌死亡率是 2.9/10 万,女性是 1.0/10 万。这可能与男性更容易接触到一些不良的生活习惯和环境因素有关,比如吸烟、饮酒、高盐饮食、空气污染等。在我国不同的地区,肾癌的发病率和死亡率也有所差异。

一般来说，城市地区的肾癌发病率和死亡率都比农村地区要高一些。这可能与城市地区生活节奏更快、压力更大、环境更复杂、医疗资源更充足等因素有关。

5. 为什么许多肾肿瘤患者没有症状

这是由于以下 3 点原因：

第一，肾脏的位置比较隐蔽。肾脏位于人体后腹部，两侧靠近脊柱，周围有很多其他的器官和组织，所以早期的肾肿瘤不容易被察觉。只有当肿瘤长得比较大，或者侵犯到了周围的结构，才可能引起一些压迫或者刺激的症状，比如腰背部疼痛、腹部包块等。

第二，肾脏的功能比较强大。人体有两个肾脏，每个肾脏都有很多功能单元，称为肾单位。每个肾单位都可以过滤血液，排出废物和多余的水分，调节血压和电解质平衡等。即使一个肾脏受损或者失去功能，另一个肾脏也还可以维持正常的生理活动。只有当两个肾脏都严重受损，或者出现了大量血尿、尿路感染等并发症时，才可能引起一些泌尿系统的症状，比如尿频、尿急、尿痛等。

第三，许多肾肿瘤没有内分泌功能。内分泌功能是指一些器官或者细胞能够分泌一些激素或者信号分子，来调节人体的代谢、生长、发育等过程。如果一个肿瘤有内分泌功能，那么它就可能分泌激素或者信号分子，从而引起一些内分泌紊乱的症状，比如甲状腺功能亢进、甲状腺功能减退、垂体功能低下等。但是许多肾肿瘤没有内分泌功能，或者即使有也很微弱，所以患者不会出现明显的内分泌紊乱的症状。

6. 肾良性肿瘤和肾癌的区别是什么

肾良性肿瘤和肾癌都是肾脏的肿瘤性病变，但是二者有很大的不同。肾良性肿瘤是指肾脏中生长的不会转移或侵袭其他组织的肿瘤，一般不会危及生命。肾癌是起源于肾脏的恶性肿瘤，有转移或侵袭其他组织的风险，一般会危及生命。肾良性肿瘤的类型主要有肾囊肿、肾错构瘤等，它们一般是膨胀性或外生性生长，边界清晰，有包膜，质地和色泽与正常组织接近。肾癌一般是侵袭性或内生性生长，边界不清，无包膜，质地和色泽与正常组织不同。肾良性肿瘤一般不会影响肾功能或全身健康，只有在体积过大或压迫周围结构时才需要手术切除，切除后一般不会复发。肾癌一般会影响肾功能或全身健康，需要尽早手术切除或采取其他治疗方式，切除后仍有复发或转移的风险。

7. 肾脏发现肿瘤就一定是肾癌吗

发现肾脏有肿瘤是一个很不幸的消息，但是，并不是所有的肾脏肿瘤都是癌，有些肿瘤是良性的，不会危及生命。而且即使是癌症，也有很多有效的治疗方法，只要及时诊断和治疗，就有很大的希望治愈或控制病情。要保持积极的心态，相信医生和自己，一起战胜病魔。

8. 是不是长在肾脏的恶性肿瘤都是肾细胞癌

不是。肾脏的恶性肿瘤有多种类型，不都是肾细胞癌。除了传统的肾细胞癌外，还会有肾盂癌、肾母细胞瘤、肾集合管癌等，它们都有自己的特征和预后。

9. 什么是肾错构瘤

肾错构瘤是一种肾脏的良性肿瘤，由异常增生的血管、平滑肌和脂肪组成。错构瘤名字中有一个"错"字，是因为错构瘤是由机体发育过程中组织结构排列紊乱引起的，也就是说，错构瘤不是正常的肾脏组织，而是一种错位的组织。肾错构瘤通常不会引起明显的症状，有时患者会出现腰部不适、胀痛、包块、血尿等。一般是通过影像学检查，如超声、CT 或 MRI 等发现的。影像学检查可以看到肾脏内有一个或多个圆形或类圆形的低密度或极低密度的占位性病变，其中可能含有脂肪成分。

肾错构瘤的治疗方法主要有两种：观察等待和外科手术。观察等待适用于肿瘤较小（<4cm）、无症状、无并发症的患者，患者需要定期进行 B 超、CT 等检查，观察肿瘤是否有增大或出血的风险。外科手术适用于肿瘤较大（≥4cm）、有症状、有并发症或怀疑肿瘤恶变的患者，手术的目的是切除肿瘤、解除症状、预防出血，并保留尽可能多的正常肾脏组织。

10. 肾错构瘤和结节性硬化症有什么联系

肾错构瘤是结节性硬化症的一种表现，也是一种常见的并发症，需要定期检查和治疗。结节性硬化症是一种常染色体显性遗传病，由 TSC1 或 TSC2 基因突变导致。结节性硬化症患者的身体各部位会出现非癌性（良性）肿瘤，称为错构瘤，包括皮肤、眼睛、心脏、肺、肾脏、脑等。肾错构瘤是结节性硬化症最常见的并发症之一，多数患者在 10 岁前就会出现。肾错构瘤可能导致高血压、出血、感染或肾功能衰竭等严重问题。极少数情况下，肾错构瘤可能恶变为肾癌。

11. 肾结节和肾肿瘤有什么区别

肾结节是影像学的概念，指的是肾脏上出现的大小不等的异常增生组织，可以是良性的，也可以是恶性的。肾结节的形态相对比较规则，可以是圆形或者类圆形。

肾肿瘤是病理学或者疾病学的概念，指的是肾脏上发生的良性或恶性的新生物，包括肾囊肿、肾错构瘤、肾嗜酸细胞瘤、肾平滑肌瘤、肾脂肪瘤、血管瘤、肾细胞癌等。肾肿瘤的形态多样，并不一定是规则形态的占位性病变。

总之，肾结节并不一定是恶性的，有可能是良性的错构瘤或囊肿等，而肾脏肿瘤大多数是恶性的，需要积极治疗。

12. 肾癌和尿毒症是一回事吗

肾癌和尿毒症不是一回事。尿毒症是指慢性肾衰竭终末期，慢性肾衰竭是各种慢性肾病引起肾功能下降，从而导致代谢产物和毒素潴留在体内，引起全身中毒的状态。尿毒症的常见症状有尿量减少或无尿、水肿、高血压、贫血、骨质疏松、神经系统障碍等。尿毒症的治疗方式主要有透析

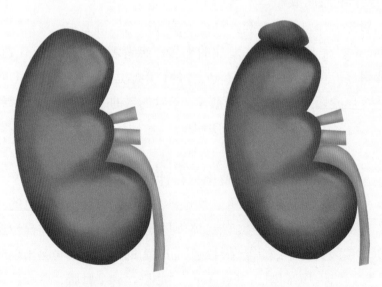

图 20　肾脏肿瘤

和肾移植，透析分为血液透析和腹膜透析，肾移植分为同种异体移植和同种同体移植。

肾癌是一种恶性肿瘤，尿毒症是一种代谢紊乱。肾癌的主要表现是血尿、包块和腰部疼痛，尿毒症的主要表现是尿量减少或无尿、水肿和高血压等。肾癌的治疗方式主要是手术、化疗和靶向治疗，尿毒症的治疗方式主要是透析和肾移植。

13. 尿毒症是怎么回事

尿毒症是肾病的严重后果，当肾脏不能正常工作，无法把血液里的废物和多余的水分排出体外时，就会发生尿毒症。这些废物和水分会在体内积累，对身体产生各种不良影响，比如让人感到疲乏、口渴、恶心、头痛、心律失常等等。尿毒症是一种危险的状态，需要及时治疗，否则会危及生命。尿毒症治疗的方法有两种：一种是透析，就是用仪器帮助肾脏过滤血液；另一种是肾移植，就是将某一个体的正常肾脏用手术方法移植到另一个体体内。预防尿毒症的最好方法是保护好自己的肾脏，注意饮食和生活习惯，避免高血压、糖尿病等导致肾脏受损的疾病。

14. 为什么说肾癌的预后相对较好

肾癌的预后相对较好，是因为如果能够及早发现，经过一定时间的治疗，就有可能痊愈。早期肾癌预后良好，大部分患者可以长期生存，5~10 年生存率>90%。早期肾癌通常没有明显的症状，多数是在做健康检查时发现的。但是，并不是所有的肾癌预后都很好。有些肾癌会发展成为晚期肾癌或转移性肾癌，这时候就很难治愈了。晚期肾癌预后差，5 年生存率为10%~20%。晚期肾癌患者可能会出现腰痛、血尿、体重减轻、发热等症状，也可能会出现骨骼、肺部、脑部等其他器官的转移。因此，要想有相对较好的预后，就需要及时发现和治疗。目前，治疗肾癌的主要方法是外科手术切除肿瘤，有时也会用冷冻消融或射频消融等非手术方法摧毁小型肿瘤。对于晚期肾癌或转移性肾癌，还可以采用靶向治疗、免疫治疗、放射治疗等方法来控制癌细胞的生长和扩散。

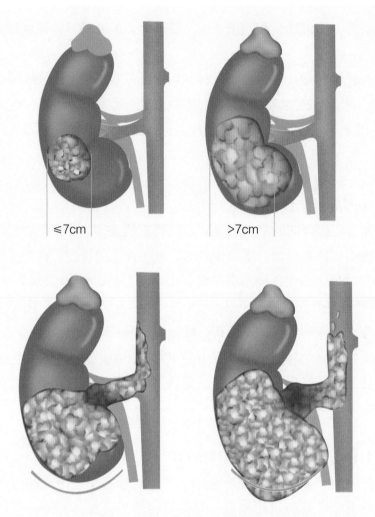

≤7cm　　　　>7cm

图 21　肾癌的预后相对较好

（刘岩　陈辉）

五、肾肿瘤有哪些种类

肾肿瘤就是发生于肾细胞克隆性异常增生而形成的新生物，可能是良性的，也可能是恶性的。恶性的肾肿瘤最主要为肾细胞癌，会危害人体健康，甚至危及生命。随着科学的进步，我们对肾肿瘤的了解也越来越深入，我们知道了肾肿瘤有哪些类型，会不会扩散到其他部位等等。这些知识对于预防和治疗肾肿瘤都很重要。这一部分将介绍一些关于肾癌的基本知识，包括肾癌的形态特征、分期分类、诊断方法等。希望这些内容能够帮助读者对肾癌有一个清晰的认识，并能够保护好自己和家人的健康。

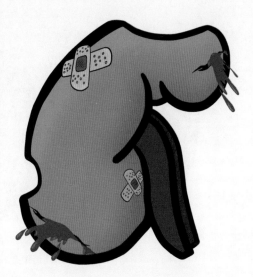

图 22　肾癌损伤肾脏

1. 何谓肾癌

肾癌是起源于肾脏的恶性肿瘤，在肾脏中形成异常细胞团。这些细胞团有可能会侵犯周围的正常组织，或者通过血液或淋巴液转移到其他部位，形成转移灶，影响人体的正常功能，甚至危及生命。

2. 什么是肾癌的 TNM 分期

肾癌的 TNM 分期是一种根据肿瘤的大小、淋巴结转移和远处转移来评估肾癌严重程度和预后的方法。

T 代表原发肿瘤的大小和范围，分为 T_1~T_4。T_1 表示肿瘤最大径≤7cm，并且局限在肾脏内部；T_2 表示肿瘤最大径>7cm，但仍然局限在肾脏内部；T_3 表示肿瘤侵犯了肾脏周围的组织，如肾窦、肾静脉或下腔静脉；T_4 表示肿瘤侵犯了超过肾周筋膜的组织，如邻近器官或壁外血管。

N 代表区域淋巴结是否有转移，分为 $N_0 \sim N_2$。N_0 表示没有淋巴结转移；N_1 表示有 1 个单侧腹股沟淋巴结转移；N_2 表示有 2 个或更多单侧或双侧腹股沟淋巴结转移。

M 代表是否有远处转移，分为 M_0 和 M_1。M_0 表示没有远处转移；M_1 表示有远处转移，如肺、骨骼、脑等器官或非区域淋巴结。

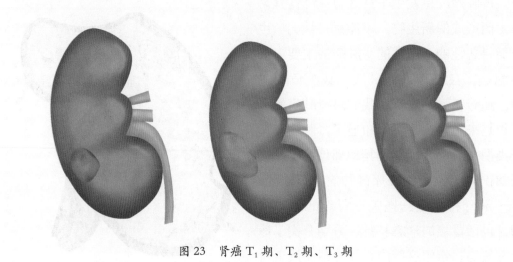

图 23　肾癌 T_1 期、T_2 期、T_3 期

而根据 TNM 分期方法，将肾癌临床分为 I~IV 四期，其中，I 期为肾癌肿瘤直径≤7cm，无淋巴结和远处转移。II 期为肿瘤直径>7cm，仍无淋巴结和远处转移。III 期为肿瘤侵犯肾静脉或局部淋巴结而无远处转移。IV 期为肿瘤发生远处转移。

3. 什么是肾癌的分级

肾癌的分级是一种根据肾癌细胞的核形态和异型性来评估肾癌的恶性程度和预后的方法。肾癌的分级有 4 个主要级别，从 I 到 IV，级别越高，细胞核越大、越不规则、核仁越突出，预后也越差。具体为：①I 级：细胞核较小，形状规则，核仁不明显或缺失，细胞分化程度高，与正常肾细胞相似，预后较好；②II 级：细胞核稍大，形状稍不规则，核仁较小或不明显，细胞分化程度中等，与正常肾细胞有一定差异，预后中等；③III 级：细胞核较大，形状不规则，核仁较大或明显，细胞分化程度低，与正常肾细胞有较大差异，预后较差；④IV 级：细胞核很大，形状极不规则，核仁很大或突出，细胞分化程度极低，与正常肾细胞完全不同，预后很差。

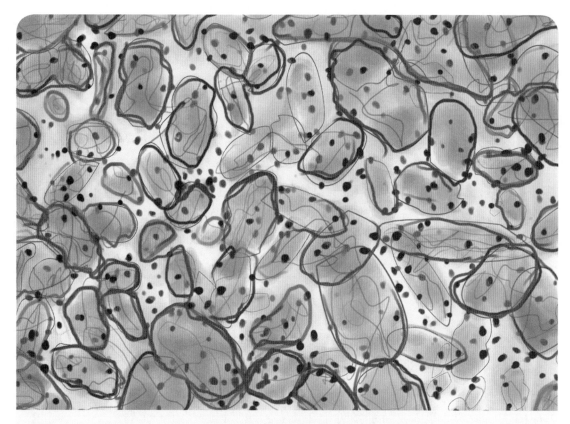

图 24　肾细胞癌的细胞核形态

4. 什么是肾盂癌

肾盂癌是一种发生在肾盂或肾盏上皮组织的恶性肿瘤，约占所有肾肿瘤的 6%。肾盂和肾盏是肾脏的一部分，它们的功能是收集和输送尿液到输尿管，通过输尿管将尿液排出体外。肾盂主要由尿路上皮细胞构成，因此，肾盂癌也被称为尿路上皮癌。通俗地说，肾盂癌就是肾脏的"水管"长了癌症。这种癌症好发于 40 岁以上的男性，男女发病比例约为 3∶1，左右两侧发病无明显差异，有时也可能同时发生。

肾盂癌的病因尚不十分清楚，但有一些可能的风险因素，包括：①吸烟：吸烟者患肾盂癌的风险是不吸烟者的 2~3 倍；②长期接触某些化学物质或药物：例如苯胺、芳香胺、染料、油漆等；③慢性尿道感染或结石：这些情况可能导致尿道的长期刺激和炎症，增加患肾盂癌的风险；④遗传因素：有些罕见的遗传性疾病，如遗传性非息肉病性结直肠癌、遗传性乳头状肾细胞癌等，可能与肾盂癌有关。

5. 什么是肾移行细胞癌

肾移行细胞癌是一种起源于肾盂或输尿管的恶性肿瘤，也称为肾盂和输尿管上皮癌。它占所有肾肿瘤的 10% 左右，是仅次于肾细胞癌的第二常见类型。其主要症状是血尿，也可能伴有腰部疼痛、尿路感染、体重下降等。其危险因素包括吸烟、接触化学物质、慢性肾结石、遗传性综合征等。肾移行细胞癌的诊断主要依靠影像学检查和活检。常用的影像学检查有超声、CT、MRI 等，可以显示肿瘤的大小、位置和范围。活检可以确定肿瘤的组织学类型和分级，以及是否有转移。肾移行细胞癌的治疗取决于肿瘤的分期和患者的一般情况。一般来说，早期或局限性的肿瘤可以通过手术切除治愈，有时也可以采用内镜下电切或激光治疗。晚期或转移性的肿瘤则需要采用全身性治疗，如化疗、免疫治疗或靶向治疗。

6. 什么是肾母细胞瘤

肾母细胞瘤是一种发生在儿童的肾脏恶性肿瘤，也称为肾胚细胞瘤，是儿童最常见的肾癌，占所有儿童肿瘤的 6%~7%。肾母细胞瘤主要发生在出生后最初 5 年内，特别多见于 2~4 岁。通常只发生在一个肾脏，但有时也会同时或相继发生在两个肾脏。肾母细胞瘤的病因尚不清楚，但可能与家族遗传或先天发育畸形有关。有些儿童患有一些罕见的综合征，如 11p 缺失综合征（WAGR syndrome）、德尼-德拉什综合征（Denys-Drash syndrome）、贝-维综合征（Beckwith-Wiedemann syndrome）等，这些综合征会增加患肾母细胞瘤的风险。肾母细胞瘤的主要体征和症状是能触摸到腹部肿块，还可能伴有腹部肿胀、腹痛、发热、血尿、恶心或呕吐等。如果出现这些症状，应及时就医。

肾母细胞瘤的诊断主要依靠影像学检查，如超声、CT 或 MRI 等，这些检查可以显示肾脏是否有异常的肿块，还需要手术切除部分或全部肾脏，并将切除的组织进行病理检查判断是否为癌性以及癌症的类型和分期。肾母细胞瘤的治疗通常包括手术、化疗和放射治疗。手术

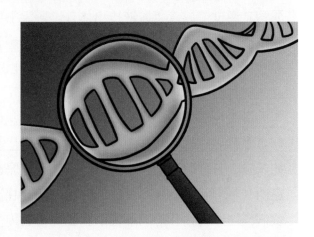

图 25　肾母细胞瘤有一定的家族遗传性

是切除癌组织的主要方法，化疗和放射治疗是杀死全身或局部残留的癌细胞的辅助方法。治疗方案因癌症的分期和特点而异。由于这种癌症很少见，建议患儿在有经验的儿童癌症中心寻求治疗。随着治疗方法的进步，大多数肾母细胞瘤患儿都能得到有效治疗。

7. 什么是希佩尔-林道病

希佩尔-林道病是一种罕见的遗传性疾病，由于 3 号染色体上的 *VHL* 抑癌基因发生突变，导致全身（脑、眼、肾脏、胰腺等）多发良性或恶性的血管性肿瘤。希佩尔-林道病的主要临床表现有中枢神经系统血管母细胞瘤、视网膜血管瘤、肾细胞癌、嗜铬细胞瘤等。希佩尔-林道病的诊断主要依靠遗传学检测和影像学检查。希佩尔-林道病的治疗主要是针对不同部位和类型的肿瘤采取手术或放射治疗。希佩尔-林道病是一种终生需要监测和治疗的慢性疾病，患者需要定期进行检查，以及与专业医生保持良好的沟通和合作。

8. 什么是结节性硬化症

结节性硬化症是一种遗传性疾病，会导致身体多个部位长出良性的肿瘤。这些肿瘤可能影响脑部、眼睛、心脏、肾脏、皮肤等器官的功能，引起癫痫发作、认知障碍、视力损伤、肾脏问题等。结节性硬化症的发生是由于染色体上的 *TSC1* 或 *TSC2* 基因发生突变，导致细胞生长失控。这种突变可能是遗传自父母，也可能是新发生的。结节性硬化症的发病率为（7~12）/10 万。目前没有根治结节性硬化症的方法，但可以通过药物或手术来控制肿瘤的生长和缓解症状。结节性硬化症患者需要定期进行检查和治疗，以及与医生保持良好的沟通和合作。

9. 什么是伯特-霍格-迪贝综合征

伯特-霍格-迪贝综合征（Birt-Hogg-Dubé syndrome，BHD）是一种遗传性疾病，会导致身体多个部位长出良性的肿瘤。这些肿瘤可能影响皮肤、肺、肾脏等器官的功能，引起皮肤错构瘤、肺囊肿和气胸、肾脏肿瘤等症状。BHD 的发生是由于染色体 17p11.2 上的 *FLCN* 基因发生突变，导致卵巢滤泡激素功能丧失。卵巢滤泡激素基因是一种抑癌基因，可以调节细胞的生长和代谢。BHD 的发病率大约 1/20 万。目前没有根治 BHD 的方法，但可以通过药物或手术来控制肿瘤的生长和缓解症状。

10. 什么是遗传性平滑肌瘤病和肾细胞癌综合征

遗传性平滑肌瘤病和肾细胞癌综合征（HLRCC）是一种罕见的常染色体显性遗传病，患者除有肾癌表现外，还并发肾外平滑肌瘤病。20%~34% HLRCC 患者并发肾细胞癌，平均发病年龄 41~46 岁。患者存在染色体 1q42~43 延胡索酸水合酶（FH）基因表达异常。肿瘤多为单侧、单发病灶，易发生转移，预后差。明确诊断后对局限性肿瘤应尽早行手术治疗，如根治性肾切除术+淋巴结清扫术。

11. 什么是遗传性乳头状肾细胞癌

遗传性乳头状肾细胞癌（hereditary papillary renal cell carcinoma，HPRCC）是一种罕见的遗传性疾病，会导致肾脏长出多个乳头状的肿瘤。这些肿瘤通常是双侧的、多灶性的，由嗜碱性或嗜酸性细胞构成，肿瘤的发生是由于染色体 7 上的 *MET* 基因发生突变，导致细胞增殖和侵袭。这种突变是常染色体显性遗传的，患者常在 45 岁左右发病。遗传性乳头状肾细胞癌的诊断主要依靠组织学检查和基因检测。目前没有特异性的治疗方法，一般采用手术切除或靶向治疗。遗传性乳头状肾细胞癌患者需要定期进行监测和随访，以及与医生保持良好的沟通和合作。

12. 什么是肾集合管癌

肾集合管癌是一种发生在肾脏的罕见且高度恶性的肿瘤，起源于肾集合管的上皮细胞。肾集合管癌占所有肾细胞癌的 0.4%~2.0%，通常发生在中老年人，男性发病多于女性。肾集合管癌的临床表现为血尿、腰痛、肾区肿块等，但早期往往无症状，难以早期诊断。肾集合管癌的病理表现为肿瘤由浸润性生长的不规则小管状、小管乳头状或实性结构构成，细胞核分裂活跃，常伴有坏死和出血。肾集合管癌的诊断主要依靠组织学检查和免疫组织化学检查。肾集合管癌的治疗主要是手术切除，但由于肿瘤常有淋巴结转移和远处转移，手术效果不佳。目前没有特异性的药物对肾集合管癌有效。肾集合管癌的预后非常差，中位生存时间约为 1 年。

13. 什么是肾髓质癌

肾髓质癌是一种发生在肾脏的罕见的恶性肿瘤，起源于肾髓质的细胞。肾髓质癌占所有肾癌的 1% 左右。肾髓质癌的特点是肿瘤细胞呈同心圆状排列，像洋葱一样。肾髓质癌的病因不清楚，可能与遗传、环境、慢性肾炎等因素有关。肾髓质癌的症状有血尿、腰痛、肾区肿块等，还可能出现血钙过高和血红细胞过少的情况。肾髓质癌的诊断主要依靠影像学检查和组织学检查。肾髓质癌的治疗主要是手术切除，但效果不佳，常有转移和复发。肾髓质癌的预后较差，中位生存时间约为 1 年。

14. 什么是基因易位性肾癌

基因易位性肾癌是一种罕见的肾癌亚型，主要发生在儿童和年轻人身上。它的特点是某些基因发生了易位，即染色体上的一段基因断裂并与另一段基因连接，形成了新的基因融合。这些基因融合可以导致细胞增殖、侵袭和转移的异常，从而促进肿瘤的发生和发展。根据不同的基因融合类型，基因易位性肾癌可以分为以下几种：最常见的一种为 Xp11.2 易位相关肾癌，占所有基因易位性肾癌的 90% 以上。它是由 X 染色体上的 *TFE3* 基因与其他染色体上的不同伙伴基因发生融合所致。*TFE3* 基因编码一种转录因子，参与调节细胞代谢、自噬和免疫等过程。*TFE3* 基因融合导致 TFE3 蛋白的过度表达，从而激活了一系列下游信号通路，促进了肿瘤细胞的生长和存活。第二常见的一种是 t（6;11）易位相关肾癌，占所有基因易位性肾癌的 5% 左右。它是由 6 号染色体上的 *MALAT1* 基因与 11 号染色体上的 *TFEB* 基因发生融合所致。*TFEB* 基因也编码一种转录因子，参与调节细胞自噬、溶酶体功能和能量平衡等过程。*MALAT1-TFEB* 基因融合导致 TFEB 蛋白的过度表达，从而激活了一系列下游信号通路，促进了肿瘤细胞的生长和存活。还有罕见的其他类型的易位相关肾癌，占所有基因易位性肾癌的不到 5%。它们涉及其他染色体上的不同基因发生融合，如 *TFE3-ASPL*、*TFE3-PRCC*、*TFE3-CLTC*、*TFE3-PSF*、*TFE3-NONO* 等。这些基因融合的具体机制和作用尚不清楚，需要进一步研究。

（李京佳　李长福　张羽白）

六、肾癌的病因

1. 肾癌的发病机制

肾脏是身体的清洁工，从我们出生的那一刻起，它就永不停息地努力筛选出我们身体里的毒素，然后不辞辛苦地将它们排出体外。在与毒素长期的斗争中，肾脏细胞生病在所难免。肾脏（特别是与尿液直接接触的上皮细胞）在日积月累的工作中损伤后，就有可能恶变为癌细胞。肾癌的发生与遗传因素和环境因素有关。遗传因素是指导致肾癌的突变基因一代代地往下传。可遗传的肾癌也被称为家族性肾癌，因为这类肾癌在家族成员中发生。只有 3%~4% 的肾癌具有家族性，其他的都是散发病例。散发是指肾癌的发生是不可预知的，没有肾癌家族史可循。家族性肾癌发病年龄较早，有多发的趋势，通常还伴发其他部位的肿瘤，包括脑、脊髓和胰腺。家族性肾癌患者的亲属通常有肾癌病史，这是诊断的主要线索之一。

癌症的环境因素指的是暴露于致癌物中，比如吸烟、工作场所或者饮食。致癌物通过诱发基因突变产生破坏作用。如果突变的基因位于肾，且该基因对控制细胞增殖非常重要，那么肾细胞将不受控制地进行分裂。在所有潜在的致癌因素中，吸烟是最明确的因素，它将肾癌发生的风险增加 2~3 倍。吸烟会使身体暴露于大量的有害物质和毒素，有害物质会进入血液，随着身体的新陈代谢排出体外，但是大量的有毒有害物质会加大肾脏的负担，从而增加肾癌的发病风险。如果戒烟，在接下来的数年中，肾癌的发生风险最终会明显降低。多种化学物质，比如芳香烃类，已经被怀疑可能导致肾癌，但还没有被完全证实。还有一些环境因素可以增加肾癌的发生风险。来自美国和欧洲的研究一致表明肥胖是肾癌的高危因素。典型高脂肪、高蛋白的西方饮食在增加美国人肾癌发生风险中扮演了重要角色。与此相反，富含蔬菜和水果的饮食可以降低肾癌的发生风险。高血压和降压药的使用也可能会导致肾癌发病风险的增加。

高血压、高血糖、高脂血症在日常生活中比较常见，而这"三高"也会成为肾癌发生的重要诱因，这是因为"三高"会导致血液的成分和各成分的浓度发生明显的变化。这些变化会影响人体的血液流动和代谢功能，会让肾脏长期处于缺血缺氧和功能失调的状态，如果持续影响肾脏功能，就有可能使肾脏组织发生局部的癌变。

2. 遗传因素在肾癌的发生中起多大作用

肾癌是一种发生在肾脏的恶性肿瘤，有很多种类型，其中最常见的一种称为肾细胞癌。肾细胞癌的发生和遗传因素有一定的关系，但并不是所有的肾细胞癌都是遗传的。大部分肾细胞癌是散发性的，也就是说没有明显的家族史或遗传基因的变化。只有少数的肾细胞癌是遗传性的，占肾细胞癌总数的2%~4%。

遗传性肾细胞癌通常是由于某些特定的基因发生了突变，导致肾细胞失去正常的控制，不断地增殖和分化，形成了肿瘤。这些基因有些是抑癌基因，也就是说它们本来是用来防止细胞过度增长和转化的；有些是癌基因，也就是说它们本来是用来调节细胞的生长和分化的。当这些基因发生突变后，它们的功能就会改变或丧失，从而导致肿瘤的发生。

目前已经发现了一些与遗传性肾细胞癌相关的基因，例如 *VHL* 基因、*MET* 基因、*FH* 基因、*FLCN* 基因等。这些基因不仅会影响肾脏，还会影响其他器官，如眼睛、皮肤、子宫、甲状旁腺等。因此，遗传性肾细胞癌患者通常会有一些特殊的临床表现，如视网膜血管瘤、子宫平滑肌瘤等。这些表现可以帮助医生诊断和鉴别遗传性肾细胞癌。

遗传性肾细胞癌患者通常会比散发性肾细胞癌患者更早出现症状，而且更容易出现双侧或多发的肿瘤。这就需要有家族史的相关高危人群及时进行基因检测和影像学检查，以确定自己是否携带易感基因突变，并根据自己的风险水平制订相应的监测和治疗方案。对于有家族史的相关高危人群，一般推荐从 21 岁开始进行定期的腹部 CT 或 MRI 检查，若发现肿瘤，根据肿瘤大小、数量、生长速度等情况选择手术或药物治疗。

3. 药物在肾癌的发生中起多大作用

研究表明，以下情况可能会导致肾癌的发生。

（1）长期大量服用含马兜铃酸的中药：马兜铃酸是一种存在于马兜铃科植物中的有毒成分，如果长期或大量服用含马兜铃酸的中药，如广防己、雷公藤、土茯苓等，可能会引起急性或慢性的肾损害，称为马兜铃酸肾病。马兜铃酸肾病会导致肾小管坏死和间质纤维化，严重情况下，会导致肾功能衰竭和泌尿系统肿瘤，包括肾癌。

（2）长期或过量使用中药或解热镇痛药：解热镇痛药是一类常用的非处方药，可以缓解发热、头痛、关节痛等症状。但是，过量或长期使用这类药物，可能会增加肾癌的发生风险。

因此，在长期使用中药或解热镇痛药时，需要注意定期检查肾功能和泌尿系统，及早发现异常并进行治疗。

4. 哪些原因导致肾癌

肾癌的病因尚不十分清楚，但可能与以下几个因素有关。

（1）吸烟：吸烟是导致肾癌的主要原因之一。吸烟者发生肾癌的风险极高，吸烟30年以上、吸无过滤嘴香烟的人患肾癌的风险逐年上升。

（2）肥胖和高血压：肥胖和高血压是肾癌病因中两个比较显著的因素。肥胖和高血压可能导致肾脏内部的氧气供应不足，从而促进肿瘤的发生。

（3）职业暴露：接触某些化学物质或金属，如石油、石棉、镉、钍等，可能增加肾癌的发生风险。

（4）疾病：对于长期进行血液透析的患者，由于萎缩的肾脏发生囊性变，更容易发生肾癌。此外，糖尿病患者也更易患肾癌。

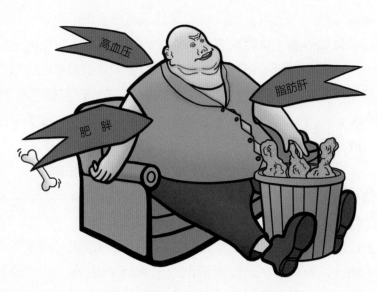

图 26　肥胖和高血压为高危因素

（5）遗传：有些家族性或遗传性疾病，如希佩尔-林道病、遗传性乳头状肾癌等，与染色体或基因的缺陷或突变有关，可以显著增加肾癌的发生率。

（6）食品和药物：较多摄入动物蛋白、脂肪等，较少摄入水果、蔬菜等，可能是肾癌的危险因素。长期大量服用解热镇痛药、利尿药、雌激素等也可能与肾癌有关。

5. 哪些职业人群患肾癌的风险大

一些职业人群可能由于长期接触致癌物或承受很大压力而更容易患肾癌。以下职业人群患肾癌的风险较大。

（1）金属加工工人：接触某些金属，如砷、镉、铬、镍等，可能会导致肾脏受损和癌变。

（2）石油化工工人：暴露于柴油机废气、多环芳烃、苯等有害化学物质，可能会增加肾癌的风险。

（3）印刷工人：接触甲醛、苯等有机溶剂，可能会损害肾脏功能和DNA。

（4）焦炭工人：吸入焦炭粉尘和烟雾，可能会导致肾脏组织的炎症和氧化应激。

（5）干洗店工人：接触三氯乙烯等干洗剂，可能会增加肾癌的风险。

（6）石棉工人：吸入石棉纤维，可能会引起肺癌和肾癌等多种癌症。

（刘岩　任明华　徐阳阳）

七、肾癌的危害

1. 肾癌的典型症状是什么

血尿是肾癌最常见的症状，有 40%~50% 的患者出现血尿。血尿通常是无痛性的，尿液可能呈粉红色、红色或可乐色。血尿可能是间歇性的，也可能是持续性的，取决于肿瘤的位置和大小。腰痛是肾癌的另一个常见症状，有 30%~40% 的患者出现腰痛。腰痛通常是由于肿瘤压迫或侵犯周围组织或神经。腰痛可能是持续性的，也可能是阵发性的，一般位于背部或两侧腰部。腹部肿块是肾癌的第三个常见症状，有 20%~30% 的患者出现腹部肿块。腹部肿块通常是增大的肿瘤，可以用手触摸到。腹部肿块可能伴有腹部不适或压迫感。

以上 3 种症状被称为"肾癌三联征"，但多数患者只出现其中一个或两个症状。此外，肾癌还可能有一些非特异性的全身症状，如高血压、贫血、体重减轻、恶病质、发热、红细胞增多症、高钙血症、高血糖等。

2. 发现肾癌意味着什么

如果发现了肾癌，意味着需要马上寻求专业医生的帮助。一般来说，肾癌患者应该到泌尿外科就诊，因为泌尿外科专门负责治疗肾脏和泌尿系统的疾病，包括肾癌在内。泌尿外科医生可以根据肾癌的类型、分期、位置等因素，制定合适的治疗方案，包括手术治疗、药物治疗、放疗、介入治疗等。如果肾癌已经发展到晚期，或者有其他器官的转移，那么患者可能需要到肿瘤科就诊，因为肿瘤科专门负责治疗各种恶性肿瘤，包括肾癌在内。肿瘤科医生可以根据肾癌的情况，给予综合性的治疗，包括化疗、靶向治疗、免疫治疗等。

如果患者不确定自己是否患有肾癌，或者想要进行一些基本的检查，那么患者可以到肾内科或者普通内科就诊，因为这些科室可以进行一些常规的检查，如血液、尿液、B超等，以及一些特殊的检查，如 CT、MRI 等，来判断肾脏是否有异常。

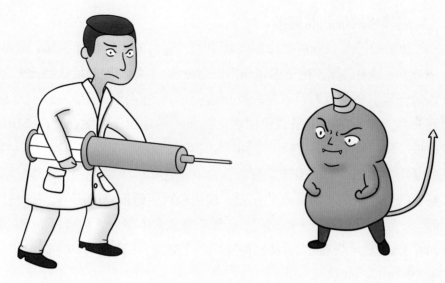

图 27　发现肾癌需及时就医

3. 肾癌最先侵犯哪些淋巴结

淋巴管是一种类似于血管的管道，但是它不是输送血液，而是输送一种称为淋巴液的液体。淋巴液是由组织液渗入淋巴管后形成的，组织液是由血液中的血浆从微血管流出到细胞周围的空隙中的。组织液可以给细胞提供营养和氧气，也可以带走细胞中的代谢废物和二氧化碳。但是组织液中有一部分不能回流到血管中，这时就需要淋巴管来收集和回收这些多余的组织液。淋巴管有一端是盲端，也就是没有开口的，它们分布于全身各个部位，特别是在皮肤、肠道、肺部等处。淋巴管的盲端有很多小孔，组织液可以进入，但不能流出。淋巴管的另一端则汇集成较大的淋巴管，最后汇集成两条主要的大淋巴管，分别是胸管和右淋巴管。胸管负责收集身体下半部和左上半部的淋巴液，右淋巴管负责收集身体右上半部的淋巴液。这两条大淋巴管最后会注入静脉系统，使得淋巴液重新回到血液中。

癌细胞从原发器官蔓延出去，可能会被淋巴结拦住。一般情况下，最先受累的淋巴结是离发生肿瘤的器官最近的淋巴结。对于肾癌来说，通常受累的淋巴结是紧靠肾的主动脉和下腔静脉附近的淋巴结。如果在 CT 或 MRI 检查中发现这些淋巴结明显肿大，手术中应该将它们和患有肿瘤的肾一起切除。存在淋巴结转移的肾癌，根据被侵犯的淋巴结的数量和大小，分期一般为Ⅲ期或Ⅳ期。一般来说，Ⅲ期或Ⅳ期肾癌患者有较高的复发风险。

4. 肾癌转移的症状有哪些

肾癌患者的症状既可能由原发灶引起，也可能由转移灶引起。最常见的局部症状是血尿（镜下血尿或肉眼血尿）。其他的局部症状缺乏一定的特异性，包括疼痛以及附近器官或神经受压迫所导致的症状。不幸的是，大多数进展期肾癌患者（50%~80%）没有任何症状，而转移灶也是偶然在 CT、MRI 或 X 线检查中被发现。早期出现症状可使肿瘤较早地被发现，但肾癌不具备这种特点。许多症状是不典型的，包括发热、疲乏、食欲缺乏和体重减轻。当转移灶引起症状时，症状的性质取决于转移灶的位置、规模和对附近器官的影响。转移性肾癌可能引起与受累器官相关的一系列症状，如咳嗽或痰中带血（肺转移），瘙痒和黄疸（肝转移），骨痛（骨转移），神经系统症状（脑或脊髓转移），以及一些与受累部位相关的不常见的症状。

（李建章　王科亮　李广斌）

八、肾癌的预防

　　古人云：不治已病治未病，传统医学在长期发展中一直贯彻着未病先防的理念。肾癌在传统医学中叫法不一，在中医学中，肾癌被称为"肾积""痰癖""溺血""积"等。中医对肾癌的认识可追溯到 2 000 多年前的医学典籍《黄帝内经》，汉代张仲景的《金匮要略》、隋朝巢元方的《诸病源候论》以及唐代王焘的《外台秘要》都明确地提出了溺血和腰腹深部的肿块是肾癌重要的特征。中医学在肾癌的预防和治疗方面积累了丰富的经验，疗效稳定，不良反应少，在减轻痛苦，延长生存期，提高患者生活质量方面有较大的优势。

1. 什么人需要注意预防肾癌

　　肾癌的发病年龄多在 40~60 岁，男性发病率高于女性。在世界范围内，各国、各地区肾癌的发病率存在着巨大的差异。2002 年 Parkin 等总结了北美洲、拉丁美洲、非洲、欧洲、大洋洲及亚洲各国报告给世界卫生组织（WHO）的国家或地区年龄标准化的肾癌发病率，发病率最高的地区为欧洲，其中捷克最高，发病率男性为 20.0/10 万，女性为 10.2/10 万 (1993—1997 年)，其次为东欧国家、德国和意大利等。北美国家和大洋洲的澳大利亚、新西兰等国的发

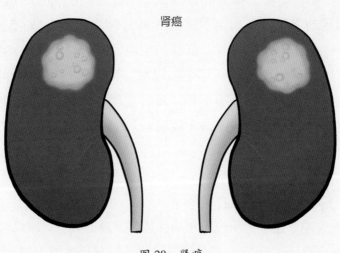

肾癌

图 28　肾癌

病率也较高。而多数亚洲、非洲国家和部分南美洲国家发病率较低，其中发病率最低的是非洲的冈比亚，发病率男性为 0.4/10 万，女性为 1.0/10 万 (1997—1998 年)。目前普遍认为发达国家肾癌发病率平均比发展中国家高 10~15 倍，约 2/3 的肾癌发生在发达国家。肾脏肿瘤中大约 90% 是肾细胞癌，其中 85% 为肾透明细胞癌，其他少见肿瘤类型包括乳头状肾细胞癌、肾嫌色细胞癌、囊性肾癌等等。肾集合管癌占肾癌的比例不到 1%。

　　随着社会的进步、工业的发展和人民生活水平的提高，肾癌的发病在许多国家和地区呈现逐年上升的趋势。我国各地区肾癌的发病率及死亡率差异较大，男女发病率之比约为 1.83∶1；城市地区发病率是农村地区的 4.31 倍，各个年龄段均可发病。

2. 肥胖和肾癌的发生有关吗

　　越来越多的研究发现，肥胖是肾癌的危险因素。多项流行病学研究显示，肥胖是导致肾癌发生的重要危险因素之一。根据一项对 21 项相关研究的综合分析，体重指数（BMI）每增加 $1kg/m^2$，肾癌的发病风险就增加 4%。BMI 是一种常用的评估肥胖程度的指标，它是指体重（kg）除以身高（m）的平方。一般来说，BMI 在 $18.5~24.9kg/m^2$ 之间为正常范围，$25~29.9kg/m^2$ 为超重，$\geqslant 30.0kg/m^2$ 为肥胖。

　　为保持健康的体重和身体状况，建议肥胖者采取以下措施：合理膳食，控制热量的摄入，多吃富含纤维、维生素和矿物质的食物，如水果、蔬菜、全谷物等，少吃高脂、高糖、高盐的食物，如油炸食品、甜点、咸菜等。加强运动，提高身体活动水平，每周至少进行 150 分钟中等强度或 75 分钟高强度的有氧运动，如快走、跑步、骑自行车等。运动可以消耗多余的热量，减少脂肪的积累，还可以改善机体的代谢和免疫功能，降低慢性炎症水平。定期体检，监测 BMI、血压、血糖、血脂等指标，及时发现和治疗与肥胖相关的疾病。如果有家族史或其他危险因素，应该定期进行肾脏的超声检查或 CT 扫描，以便早期发现和诊断肾癌。

3. 高血压和肾癌的发生有关吗

　　近年来，越来越多的研究发现高血压与肾癌的关系。Setiawan VW 的研究发现，男性高血压患者患肾癌的风险是正常男性的 1.42 倍，女性高血压患者患肾癌的风险是正常女性的 1.58 倍。另外，抗高血压药物的使用与肾癌发病密切相关，主要是利尿药的使用。Schouten LJ 的研究发现，高血压与 *VHL* 基因突变相关，抗高血压药和利尿药的应用与非 *VHL* 基因突变的肾癌相关。

4. 肾结石会不会发展为肾癌

肾结石是肾脏常见病，也属于肾脏占位性疾病。在我国，尤其是南方地区，肾结石的发病率相对更高一些。结石的形成主要是由于尿液中的晶体沉积逐渐增加，肾结石根据成分可分为草酸盐结石、磷酸盐结石、尿酸盐结石和胱氨酸结石等，一般经过治疗可以排出。有的人担心长期肾结石会转变成肾癌，其实不会，一般结石患者不会继发肾癌。即使不会转变为肾癌，有了肾结石也应该及早治疗，否则尿路梗阻逐渐加重，也会导致患结石一侧的肾脏失去功能。同时，结石对肾脏也是一种长期慢性的刺激，肾结石患者容易继发尿路感染和损伤，长期肾结石的患者可能会有慢性尿路感染的病史，慢性尿路感染可能是尿路上皮癌发病的危险因素。

5. 什么样的生活习惯会导致肾癌

导致肾癌的因素至今尚未完全明确，不良的生活习惯可能与肾癌的发生有一定关系，吸烟、肥胖、职业暴露和不健康的饮食都可能增加肾癌的发生风险。目前公认的环境危险因素是烟草暴露，大量的前瞻性研究发现吸烟是肾癌发生的危险因素，吸烟 30 年以上明显增加肾癌的发病率。同时，超重的人群患肾癌的危险性也会增加。

此外，熬夜和缺乏锻炼会影响人体的免疫系统，也可能导致肾癌的发病率增加。不好的心情也是致癌因素之一，忧思烦恼容易扰人心神，令人气机郁结，这种郁结之气留在体内就容易导致身体各种功能的紊乱，并可能导致癌细胞的生长。

6. 哪些饮食容易导致肾癌发生

调查发现，过多摄入奶制品、动物蛋白、脂肪，较少摄入水果、蔬菜，是肾癌的危险因素。高盐饮食会加重肾脏的排泄负担，导致血压升高，增加肾癌风险。建议限制食盐的摄入量，每日不超过 5g，少吃咸菜、泡菜、榨菜等含钠量高的食物。超重或肥胖容易导致肾癌的发生，因此要注意控制体重，限制红肉，包括猪肉、牛肉、羊肉的摄入，尽量少吃经过高温加工的肉制品，如红

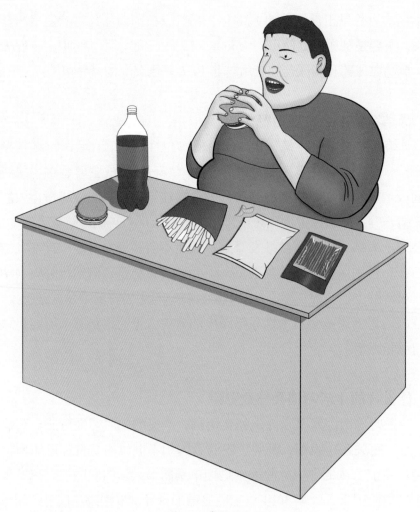

图 29　病从口入

肠、罐头等等，最好用鱼和禽类替代红肉。还要尽量限制摄入高能量密度食物，尤其是高糖食品，避免饮用含糖饮料，或者低纤维、高脂肪的加工食品，如汉堡包、炸薯条等等。烧烤食物中含有大量致癌物质，应少吃烧烤的食物，烤鱼、烤肉时应避免肉汁烧焦。

7. 肾癌会转移吗

肾脏的血运非常丰富，因此肾脏是其他脏器恶性肿瘤常见的转移部位，同时，肾癌也易转移到其他部位。肾癌的扩散方式主要有 3 种。第一种是直接浸润，这是指肾癌细胞沿着肾脏周围的组织或器官，如肾上腺、肾窦、肾静脉、下腔静脉等，直接侵犯和扩散。这种方式会导致肿瘤外侵所引起的症状，如肾静脉瘤栓、患侧肢体水肿、男性突发的精索静脉曲张等。第二种是淋巴转移，这是指肾癌细胞通过淋巴管进入淋巴结，形成淋巴结转移灶。肾癌最常转移到的淋巴结有腹主动脉旁淋巴结、髂内动脉旁淋巴结、髂外动脉旁淋巴结等。这种方式会导致患者出现腹部或盆腔的包块或压迫症状。第三种是血行转移，这是指肾癌细胞通过血管进入血液循环，随着血流到达身体其他部位，形成远处转移灶。肾癌最常转移到的部位有肺、骨、肝、脑等。这种方式会导致患者出现相应部位的功能障碍或疼痛。

肾癌转移引起的症状有骨痛、咳嗽、头痛等。判断是否有转移常采取的检查包括胸部 X 线检查、全身骨显像检查、颅脑 MRI 或 CT 检查和 PET/CT 检查。

肾癌肺转移瘤在胸部 X 线片上表现为单发、多发或大量弥漫分布的圆形结节性病灶。转移瘤主要呈现膨胀性生长，压迫和推移周围肺组织。全身骨显像检查可以对全身骨骼进行观察，敏感地反映局部骨骼的血液供应和代谢变化，可以比 X 线片提前 3~6 个月发现骨转移病灶。肾癌骨转移通常为溶骨性表现，常发生于躯干骨、四肢骨和颅骨。有头痛或相应神经系统症状的患者，应该进一步做头颅的 CT 和 MRI 扫描，早期发现有无脑部转移灶。

8. 如何早期发现肾癌

预防和筛查密不可分，良好的预防效果也依赖于及时准确的筛查。肾癌患者最初就诊时的症状多为血尿、腰痛和腹部肿块，即常说的"肾癌三联征"。其中血尿为无痛性、间歇性和全程性的肉眼血尿，疼痛多是由肿块压迫牵拉引起，事实上，当出现肾癌三联征的时候往往已经到了晚期。还有部分肾癌患者是因肾癌转移后转移灶引起的症状就诊，如骨痛、骨折、咳嗽、咯血等。因此，应当做好肾癌的早期筛查、早期诊断和早期治疗。

肾癌的早期筛查主要依靠体检，主要靠肾脏 B 超，多数无症状肾癌是由 B 超检查发现的。肾癌的 B 超图可表现为肾实质内的肿块回声，肾脏轮廓局限性膨隆等，彩色多普勒超声显示肾脏弓形血管中出现彩色血流受压、中断，并有不规则的血管分支进入肿瘤。通过彩色多普勒超声检查一般可以发现大于 1cm 的肾脏肿瘤，但可能遗漏小于 0.5cm 的肿瘤，若有相关的临床表现，可以加做肾脏增强 CT 和 MRI 的检查。

9. 长期吃补肾的中药可以预防肾癌吗

在中医养生中有一门很重要的学问是药物养生，这类药物多是性味平和，具有一定滋补作用的中药，其中具有抗老防衰作用的药物，称为延年益寿药物。运用这类药物来达到延缓衰老、健身强身目的的方法，即是药物养生。学会正确使用这些药物，确能达到祛病防疾的功效。肾为先天之本，生命之根，元阴元阳之所在，肾气充盛，机体新陈代谢能力强，衰老的速度也缓慢，正因如此，益寿方药的健身防老作用，多立足于固护先天、后天，即以护脾、肾为重点，并辅以其他方法，如行气、活血、清热、利湿等以达到强身、保健的目的。

但在食用保健药物养肾的同时要注意不能盲目进补，身体健康的人一般不需要进补，需要进补的人群还需要分辨寒热阴阳，有针对性地进补。进补的目的在于协调阴阳，宜恰到好处，不可过偏。确诊肾虚的患者可以在明辨阴阳后使用相应的药物，如补肾阴可用熟地，补肾阳可用枸杞子、肉苁蓉等，并尽可能选择平和的药物，以防止长期食用带来的弊端。

另外，对于不存在虚证的患者，应避免滥用保健药物，否则不仅得不到相应的保健功效，而且可能伤身。

10. 中医如何预防肾癌

肾癌属于中医症瘕范畴，属于气血异常结聚而形成的包块。中医认为癌症是由于正气内虚，感受邪毒，情志怫郁，饮食损伤，素有旧疾，导致脏腑功能失调，气血津液运行失常，产生气滞、血瘀、痰凝、热毒、湿浊等病理变化，结于脏腑组织，相互搏结，日久积渐而成的一类恶性疾病。病因可概括为：六淫邪毒、七情怫郁、饮食失调、素有旧疾、久病伤正、年老体衰。因此，防止癌瘤的形成，关键在于"虚邪贼风，避之有时"以及"正气存内，邪不可干"。古人云：三分医药，七分调理。生活中合理饮食，营养均衡，多吃新鲜的水果蔬菜。适度运动保证气血的正常运行，如练习八段锦、太极拳等，有助于调和气血、通畅经络，培养和调动自身的抗癌能力。保持心情舒畅，避免情绪刺激。《黄帝内经》中"虚邪贼风，避之有时，恬淡虚无，真气从之，病安从来"即是说情绪对人体的重要性。

11. 哪些生活习惯可以帮助我们远离癌症

《黄帝内经》中说："上古之人，其知道者，法于阴阳，和于术数。食饮有节，起居有常，不妄作劳，故能形与神俱，而尽终其天年，度百岁乃去。"提到了几点十分重要的养生原则，即"食饮有节，起居有常，不妄作劳"。养生是预防癌症不可避免的重要话题，分述为以下几点。

（1）食饮有节：其中"节"字有4层含义。第一，人的肠胃蠕动，有着自己的节奏。胃排空时间一般是2小时，整个消化道排空是7~8小时。第二，进食也有着一定的节奏。从吃下第一口食物开始，食物进入肠胃，血糖缓慢升高，一直到大脑感觉血糖浓度合适，接收到"吃饱了"的信号，再发出指令"不吃了"，整个过程大约需要15~25分钟。第三，要根据节气、节日、季节的变化来饮食。《吕氏春秋》中讲："食能以时，身必无灾。"《黄帝内经·素问》："天食人以五气，地食人以五味。"天地万物的生长成熟也是有一定节律的，应当顺应天地的变化调整饮食。第四，一天之中，在饮食上也有大致固定的时间。一日三餐，要有规律。饮食无常，打破规律，久之影响脾胃，损及五脏。孙思邈指出："到时不吃，必遭其殃。"

食饮有节也有很丰富的内涵。第一是饥和饱的节制。《遵生八笺》认为"不饥强食则脾劳，不渴强饮则胃胀""过饥则气血虚，过饱则肠胃伤"，指出了饥饱无度会伤脾胃、损气血。现代医学发现，过饱不只伤肠胃，更重要的是会使糖脂堆积在体内，从而引起"三高"等"富贵病"。饥饱有度，合理节制饮食是健康的保证。第二是寒温热凉的节制。《黄帝内经》提出："食饮者，热无灼灼，寒无沧沧，寒温中适，故气将持，乃不致邪僻也。"强调吃饭喝水应寒温适中。中医强调寒温适中，略偏其温。现代医学认为，人体消化过程中，各种消化酶要充分发挥作用的一个重要条件就是温度适宜。也就是说，进食的食物温度和人体温度大致相同时，各种消化酶的作用才发挥得最充分，温度过高或过低，均不利于食物营养成分的消化和吸收。第三有节约节俭之意。"一粥一饭，当思来之不易；半丝半缕，恒念物力维艰。"由饮食之节，进而演化出更多人文内涵，铺张浪费可耻，也是道德的要求。

（2）起居有常：《黄帝内经》提出："起居如惊，神气乃浮。"清代名医张隐庵说："起居有常，养其神也，不妄作劳，养其精也。夫神气去，形独居，人乃死。能调养其神气，故能与形俱存，而尽终其天年。"这说明起居有常是调养神气的重要法则。平旦之时阳气从阴始生，到日中之时，则阳气最盛，黄昏时分则阳气渐虚而阴气渐长，深夜之时则阴气最为隆盛。人们应在白昼阳气隆盛之时从事日常活动，而到夜晚阳气衰微的时候，就要安卧休息，也就是古人所说的"日出而作，日入而息"，这样可以起到保持阴阳运动平衡协调的作用。一年之中，四时的阴阳消长，对人体的影响尤为明显。根据季节变化和个人的具体情况制订符合生理需要的作息制度，并养成按时作息的习惯，使人体的生理功能保持在稳定平衡的良好状态中，这就是起居有常的真谛所在。

（3）不妄作劳：不妄作劳的主要含义是劳逸要适度。劳和逸之间具有一种相互对立、相互协调的辩证统一的关系，二者都是人体的生理需要。人们在生活中，必须有劳有逸，既不能过劳，也不能过逸。孙思邈《备急千金要方·道林养性》中说："养性之道，常欲小劳，但莫大疲及强所不能堪耳。"古人主张劳逸"中和"，有常有节。长期以来的实践证明，劳逸适度对人体养生保健起着重要作用。适当的脑力和体力劳动能起到调节气血运行、益智防衰的作用，但劳伤过度则可内伤脏腑，成为致病原因。缺乏劳动和体育锻炼的人，易出现气机不畅，升降出入失常。升降出入是人体气机运动的基本形式。人体脏腑经络气血阴阳的运动变化，无不依赖于气机的升降出入。贪图安逸过度，不进行适当的活动，气机的升降出入就会呆滞不畅。气机失常可影响五脏六腑、表里内外、四肢九窍，而发生种种病理变化。根据生物进化理论，用则进废则退，若过逸不劳，则气机不畅，人体功能活动衰退，气机运动一旦停止，生命活动也就终止。可见，贪逸不劳也会损害人体健康，甚至危及生命。养生学家主张劳逸结合，互相协调。例如劳与逸穿插交替进行，或劳与逸互相包含，劳中有逸，逸中有劳，只有劳逸协调适度才会对人体有益。

12. 防癌过程中心态重要吗

中医看病强调整体观，除了人身上下脏腑是一体外，还包括形神一体的内容，保持良好的心理状态是防癌的重要组成部分。中医认为，情志的不协调会导致气机的紊乱，《素问·举痛论》中说："怒则气上，喜则气缓，悲则气消，恐则气下，寒则气收，炅则气泄，惊则气乱，劳则气耗，思则气结。"《三因极一病证方论·七气叙论》中说："喜伤心，其气散；怒伤肝，其气出；忧伤肺，其气聚；思伤脾，其气结；悲伤心离，其气散；恐伤肾，其气怯；惊伤胆，其气乱。虽七诊自殊，无逾于气。"情志刺激过度除影响气机运行外，还会直接伤及脏腑，因此学会调整心态，保持积极乐观的人生态度是防病的重要因素。

保持积极乐观的心态可以通过娱乐养生的方式实现。娱乐养生，是指通过轻松愉快、活泼多样的活动，在美好的生活气氛和高雅的情趣之中，使人们舒畅情志、怡养心神，增加智慧、动筋骨、活气血、锻炼身体，增强体质，寓养生于娱乐之中，从而达到养神健形，益寿延年的目的。娱乐养生的方法很多，应尽可能选择高雅怡情的养生方法，如琴棋书画、花木、旅游、垂钓等。轻松、欢快的音乐能促使人体分泌一些有益于健康的激素等活性物质，从而调节血流量和兴奋神经细胞，改善人的神经系统、心血管系统、内分泌系统和消化系统的功能。习书作画及观赏玩味能够令人增加情趣，陶冶情操，并能令人静思凝神，心气内敛，且习书作画不仅意在心中，还须力在笔端，这又锻炼了筋骨，使气血流通。

13. 如何做好肾脏的保健

肾藏精，主命门之火，主生殖和生长发育，为"先天之本"，肾又主水、主纳气，调节水液代谢，故肾被称为水火之脏，内寓元阴元阳。肾脏具有生殖、部分内分泌功能，肾气盛衰决定着机体生、长、壮、老、已整个生命活动过程。现代医学认为，肾脏是主要的排泄器官，对调节体内的水与电解质和排泄体内的代谢产物和毒物起着极重要的作用。增强肾脏功能，是强身抗老的重要一环。除前面提到的饮食、节欲、服药保健外，还要注意顺应肾脏主水的功能，保证每日水分的摄入，保持小便通畅，维持体内水液的代谢平衡。此外，积极参加各项运动锻炼，对强肾健身也有一定益处，还可以使用腰部热敷的方式，温养肾脏，增加肾血流量。还有一种腹压按摩肾脏的方法，取坐位，吸气之后用力憋气3~5秒，同时收缩腹肌增加腹部压力，如此反复有节奏地进行锻炼。此法利用腹压的升高和降低来挤压按摩肾脏，对肾脏是一种具有节奏性的冲击，有补肾固精、通经活血之效，可以加以采用。

14. 健身能够预防肾癌吗

健身是一种有益的生活方式，它不仅能增强体质，改善心血管功能，还能预防多种癌症的发生。肾癌就是其中之一。那么，健身是如何预防肾癌的呢？一方面，健身能够帮助减轻体重，降低肥胖的风险。肥胖是已知的致癌因素之一，它会导致体内激素水平失衡，刺激细胞增殖和转化。另一方面，健身能够促进血液循环，增强免疫系统，抑制炎症反应。这些都有利于清除体内的毒素和自由基，防止它们对细胞造成损伤和突变。此外，健身还能调节血糖水平，减少胰岛素抵抗，从而降低胰岛素样生长因子-1（IGF-1）的分泌。IGF-1 是一种能促进细胞生长和分裂的激素，过高的 IGF-1 水平与多种癌症的发生有关。

总之，健身是一种简单而有效的预防肾癌的方法。只要坚持每天进行适量适度的运动，就能提高身体素质，降低患癌风险。同时，还要注意保持良好的饮食习惯，避免吸烟酗酒等不良行为，并定期进行体检和筛查。

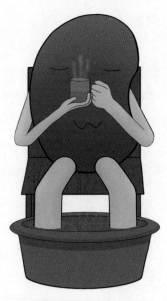

图 30　强肾健身

15. 中药是如何发挥抗肿瘤作用的

具有抗肿瘤作用的中药有很多，不同的药物具有不同的效果。灵芝益精气，养心安神，止咳平喘，滋养强壮，补虚抗癌。多孔菌科植物紫芝或赤芝的子实体，含灵芝三萜、灵芝多糖、蛋白质、有机锗、微量元素硒、灵芝纤维素、多种氨基酸等成分，有提高免疫功能、抑制癌细胞的作用。灵芝是最佳的免疫功能调节和激活剂，可显著提高机体的免疫功能，增强患者自身的抗癌能力，保护癌症患者体内正常细胞的 DNA 不再氧化、被癌化，防止癌细胞的再生。红豆杉的枝、叶、皮、根可提取昂贵抗肿瘤药——紫杉醇。从红豆杉的树皮和树叶中提炼出来的紫杉醇对多种晚期癌症疗效突出，被称为"治疗癌症的最后一道防线"。红豆杉中含有的紫杉醇，具有独特的抗癌机制和较高的抗癌活性，能阻止癌细胞的繁殖、抑制肿瘤细胞的迁移等。冬虫夏草有很好的药用价值，常见的作用有抗肿瘤，提高免疫力，改善心脏功能，调节呼吸系统、肾脏功能，提高造血功能，调节血脂，调节性功能等。其中抗肿瘤和提高免疫力的功能同时用于临床恶性肿瘤的治疗能取得很好的效果。冬虫夏草提取物在体外具有明确的抑制、杀伤肿瘤细胞的作用。

因此，中药主要是通过增强人体免疫力和抑制癌细胞的繁殖和侵袭等发挥防癌抗癌作用的。从中医的角度看则是在于扶助人体正气和祛邪（抑制癌细胞生长）两方面。

16. 没得癌症能长期吃中药抗癌吗

传统意义上的抗癌中药多是对癌细胞有一定的抑制作用，但正常人体本身就具备清除体内变异细胞的能力，癌细胞往往也是由正常的体细胞变异而来，过早地使用抗肿瘤药，可能不仅达不到疗效，反而适得其反。如对瘀毒类邪气，症状常见疼痛固定、肿块、舌质青紫、症下脉粗黑，常用桃仁、红花、三七等；痰湿常见于呕吐、恶心、浮肿，舌苔厚腻，常用党参、茯苓、陈皮等药物；火热常见口干、便干、尿赤、舌边尖红等，常用金银花、蛇舌草、半枝莲等清热解毒药物。正气虚又可分为气虚、血虚、阴虚、阳虚，对不同的虚证要使用不同的药物，如气虚选用人参、黄芪、五指毛桃，血虚选用当归、白芍，阴虚选用生地、沙参，阳虚选用淫羊藿、肉苁蓉等。必须通过辨证，了解患者邪正的偏重后，再增减扶正祛邪药。因此大多数情况下不建议长期服用药物，在使用时应当咨询专业医生的用法和用量，不可盲目使用。

17. 中药应该如何煎煮

煎煮中药宜选用砂锅、搪瓷锅、不锈钢锅等，因这些容器的性质稳定，不容易与药物发生化学反应，还具有受热均匀、不容易糊锅等优点。在煎煮之前，需要先将中药用凉水浸泡 20~30 分钟，使药物被水充分渗透，便于有效成分的溶出。不能直接用沸水煎煮中药，否则药物中的蛋白质成分很快就会凝固，出现药材硬心的现象，影响中药成分的煎出。如果有需要特殊煎煮的中药，例如先煎，建议先用 2~3 碗水煎，其他的药物用冷水浸泡 20 分钟，再慢慢将浸泡的药物倒入锅内，与先煎的药物混合一起煎煮。一般的有抗肿瘤作用的中药第一次煮需要用 6 中药碗量的水煮成 1 碗，广东人所说的"翻煲"即是第二次煮，水量减半至 3 碗，煮成半碗。然后将两次的药量（即 1.5 碗中药）混合，分两次喝。部分毒性比较大的中药，如含有生南星、生半夏的药材则需久煎，第一次煮的

好药是"熬"出来的

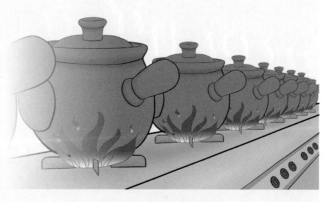

图 31　科学煎煮中药

时间要 4 小时，宜用 8 碗水煮成 1 碗；第二次煮的时间需要 2 小时，宜用 4 碗水煮成半碗。滋补类药材一般煎药以"先大火后小火"的原则。经过浸泡的药材先用大火煎沸后，再用小火慢煎 20~30 分钟。由于有抗肿瘤作用的中药中可能有一些偏苦寒的药物，容易伤及脾胃，因此一般宜餐后服用。

（邓楹君　郭军）

九、肾癌的筛查

1. 男性和女性谁更有可能患肾癌

总体来说，肾癌患者中，男性约占60%，女性约占40%。在男女肾癌患者中，肿瘤的侵袭潜能并没有很大的区别。

唯一的不同之处在于，女性肾肿瘤良性的概率相对较高，尤其是中青年女性。通过影像学发现的肾肿瘤并不都是肾癌，其中大约80%是恶性的，20%是良性的。良性肾肿瘤在女性患者中更常见（>20%），有观点认为这一现象可能与月经周期或者绝经期引发的激素变化有关。所以，尽管影像学检查或者活检不能100%明确诊断，但当我们评估一个青年或中年女性的肿瘤时，通常要考虑到良性的可能性。即使这些患者要求手术，医生也会尽可能行肾部分切除术，尽量避免切除整个肾。

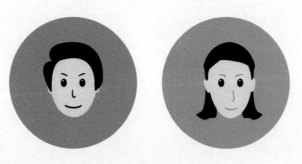

图 32　肾癌男女比例

2. 需要进行肾癌筛查吗

肾癌筛查的重要性在于可以早期发现那些局限的、可以被外科手术切除的肾癌。实际上，这是实现提高肾癌治愈率的唯一方法。基于这点，超声用于肾癌筛查受到广泛关注。超声筛查肾癌没有痛苦且没有风险。然而，目前的研究显示，因为肾癌的发病率较低，通过这种方式筛查出来的肾癌患者数量并不多。每筛查10万人，只能检出大约50名肾肿瘤患者，这个比例在肿瘤筛查研究中相对较低。筛查出来的50个肿瘤有一些是良性的或者没有侵袭性的，只有一小部分肿瘤是真正具有侵袭性的肾癌。在我国，超声检查的费用相对其他检查较低，但将其作为筛查工具的意义尚有待论证。普通人可以将泌尿系超声作为体检项目中的一项，对肾脏的情况进行检查。

3. 筛查出肾癌时需要做哪些检查

医生需要根据个体情况制订个体化的评估方案。肾癌患者的评估包括对相关病史的询问以及体格检查，然后是一系列的检查项目。检查项目通常包括血液检查，如测定血细胞计数、肝肾功能及电解质（反映人体代谢情况），腹腔及盆腔的 CT 检查（主要用于详细评估肿瘤局部进展以及有无淋巴结受累），胸部 X 线检查（评估是否有肺转移）。对于大多数肾癌患者，这些检查就足够了。

如果 CT 检查显示肿瘤较大或呈浸润性生长，或者患者有骨痛等其他症状，这类高危患者可能需要做进一步检查，包括骨扫描、胸部 CT 或者颅脑 CT/MRI 检查。这些检查对大多数患者来说都不是必需的。当肿瘤侵犯肾主要回流静脉时，需要做腹部及盆腔 MRI 检查。CT 检查所用的静脉注射的造影剂可能对肾造成损害从而威胁患者安全，肾功能不全患者可以行 MRI 检查代替 CT 扫描。

（李建章　王春阳）

十、肾癌应当与哪些疾病鉴别

1. 什么是肾错构瘤

肾错构瘤是一种含有成熟脂肪组织、平滑肌和厚壁血管的常见肾脏良性肿瘤。以往较为少见，随着影像学的发展，现在已经很常见。肾错构瘤可能起源于血管周上皮样细胞，其生长受激素水平影响，多见于成年女性。国外资料表明，此肿瘤患者中约20%的患者同时患有结节性硬化症，这是一种常染色体遗传病，表现为智力发育迟缓、癫痫、面颊部皮脂腺瘤等。伴有结节性硬化症的错构瘤多表现为双肾多发，而且肿瘤生长速度更快、症状更明显。在我国错构瘤合并结节性硬化症者少见。错构瘤也可发生在脑、眼、心脏、肺、骨骼等器官，有时被误认为是转移性肿瘤。错构瘤常见症状为腰痛、腹部肿块、血尿等，部分患者伴有贫血和高血压。如肿瘤突然破裂，出现腹膜后大出血，患者可出现神志淡漠、面色苍白、四肢厥冷、脉搏细速、血压下降等失血性休克的表现，需急诊手术切除或行肾动脉栓塞术。临床上半数以上的错构瘤是通过B超等检查偶然发现的。

2. 什么是肾皮质腺瘤

小的、良性肾皮质病变中7%~23%是肾皮质腺瘤（renal cortical adenoma）。多数肾皮质腺瘤为单侧，25%为多发的，男性发病率高于女性。

组织学显示，肾皮质腺瘤由富含脂质的透明细胞与富含嗜酸性颗粒细胞/致密细胞的混合成分组成。透明细胞含有大量的类脂质，呈泡沫状，苏丹染色阳性；嗜酸性颗粒细胞/致密细胞含有较多的线粒体和内质网，呈嗜酸性或嗜碱性。肾皮质腺瘤的间质由包括血管的结缔组织构成。

其典型的组织学形态为直径小、界限清晰，组织学显示，肾皮质腺瘤由富含脂质的透明细胞与富含嗜酸性颗粒细胞/致密细胞的混合成分组成。腺瘤和腺癌在肉眼、光镜、超微结构及免疫组化上不易鉴别。以往曾认为直径<3cm的肾皮质肿瘤为良性肿瘤，但后有报道62例直径<3cm的肾肿瘤中有3例出现远处转移，因而"3cm法则"受到质疑，肾皮质腺瘤的诊断仍有争议。因为大多文献报道认为

所有的肾实性上皮来源的肿瘤都有恶性潜能，因而应给予同样对待。病灶楔形切除术或其他病灶切除手术均可用于治疗肾皮质腺瘤。

3. 什么是肾嗜酸细胞瘤

肾嗜酸细胞瘤（renal oncocytoma）占所有肾脏实体占位的 3%~7%，被认为是良性肿瘤。肾嗜酸细胞瘤多单发，有家族性发病倾向。肉眼观肿瘤为浅褐色或者黄褐色，均质，分界清晰，有假包膜。中央有致密纤维带，卫星灶向外延伸，CT 和 MRI 可见中央瘢痕有助于术前诊断，肿瘤没有坏死和多血管现象。镜下可见较大嗜酸性粒细胞，胞质内有颗粒，细胞核分化良好，均匀一致，罕见细胞分裂象。在电镜下观察，嗜酸性粒细胞线粒体比其他肾肿瘤大而多。但是肾细胞癌有时也有嗜酸性颗粒，称为嗜酸细胞性肾细胞癌。

4. 肾癌和肾嗜酸细胞瘤如何鉴别

迄今为止，肾细胞癌和嗜酸细胞瘤通过临床表现和影像学检查难以鉴别，而且两者在患者男女比例、患者平均年龄、肿瘤体积等方面很相似。以往曾认为 CT 平扫所见中央瘢痕区和血管造影中的车轮征能够诊断肾嗜酸细胞瘤，但是长期研究表明这一发现不可靠，诊断价值较低。肾穿刺活检也难以鉴别肾嗜酸细胞瘤和肾颗粒细胞癌或者肾嫌色细胞癌。另一个限制穿刺活检的因素是肾细胞癌和肾嗜酸细胞瘤常共存于同一病灶，或者两者存在于同一肾脏的不同病灶，有报道显示其发生率为 7%~23%。

5. 什么是肾球旁细胞瘤

肾球旁细胞瘤是一种特殊类型的血管外皮肿瘤，能分泌肾素。大多数球旁细胞瘤体积较小，发病率很低，多单发、缺乏血供，超声和 CT 可发现病灶。多见于年轻人，女性多发，临床表现为高血压、高肾素血症、高醛固酮血症、低钾血症。本病须与肾动脉狭窄相鉴别，两者均表现为高肾素血症、高醛固酮血症、低钾血症。但是一般肾动脉狭窄患者肾素活性升高较少或不升高，而肾球旁细胞瘤患者肾素活性可升高 1~8 倍。肾动脉狭窄的组织学检查可以显示动脉壁内有斑块或纤维组织增生等改变。肾球旁细胞瘤的组织学检查可以显示球旁细胞呈巢片状或实体样排列，核分裂少见，免疫组化可见弥漫强表达肾素、CD117 和 β-catenin 等。手术切除是治疗肾球旁细胞瘤的主要手段，术后患者血压下降，其他相关症状消失明显。

6. 肾透明细胞癌如何与其他肾癌相鉴别

大部分肾透明细胞癌在 B 超检查时表现为低回声或等回声。CT、MRI 增强扫描显示肾透明细胞癌血供丰富，增强程度有助于鉴别肾透明细胞癌与非透明细胞癌。CT 增强扫描时"快进快退"是其典型的影像学表现。稍大的肿瘤中常见坏死、出血、囊性变。MRI T_1W 加权像呈稍低或等信号，T_2W 加权像呈等或稍高信号。

多房囊性肾癌 B 超、CT、MRI 检查均可显示为多房囊性肿物，可见不均匀的间隔增厚，约 20% 可见囊壁或分隔钙化。CT、MRI 增强扫描动脉期囊壁及肿瘤内分隔有强化。

乳头状肾细胞癌 B 超、CT、MRI 检查可显示为囊实性或实性肿瘤，与透明细胞癌不同，典型的乳头状肾细胞癌表现为缺乏血供的均质肿瘤。大的肿瘤内常见出血、坏死区及钙化而表现为不均质。增强扫描时，其强化程度较肾透明细胞癌轻，部分肿瘤甚至会被误诊为囊性占位。

肾嫌色细胞癌为乏血供肿瘤，瘤体积常较大。超声表现为均匀的稍高回声肿物。CT 平扫肾内近等密度软组织影，边界清楚，内部密度均匀，无出血、坏死区；CT 增强扫描，动脉期肿瘤增强不明显，肿瘤内隐约可见条索状或斑片状强化。但 CT 和 MRI 也可表现为均匀强化。在 MR T_2 加权像稍低信号。动脉期，肿瘤无明显增强，肿瘤内隐约可见条索状或斑片状强化，内部密度均匀，较少出现出血、坏死区。

肾集合管癌呈浸润性生长。病变小时，其中心位于肾髓质；病变大时，难以与肾盂癌及其他常见的肾癌亚型鉴别。超声可以为稍高、稍低或等回声。在 CT 和 MRI，肾集合管癌表现为不均质肿物，伴发坏死、出血和钙化，MR T_2 加权像呈稍低信号。

7. 肾癌与其他疾病鉴别都可以用什么检查手段

肾脏肿瘤的早期临床表现往往不明显，患者有时会出现血尿、腰痛、腹部肿块等症状，但这些症状也可能是其他疾病的表现，因此需要通过一些检查手段来进行鉴别。常用的检查手段有：血液和尿液检查（可以检测肾功能、血红蛋白、尿常规等指标，以判断是否有肾损伤、贫血、感染等情况）、组织学检

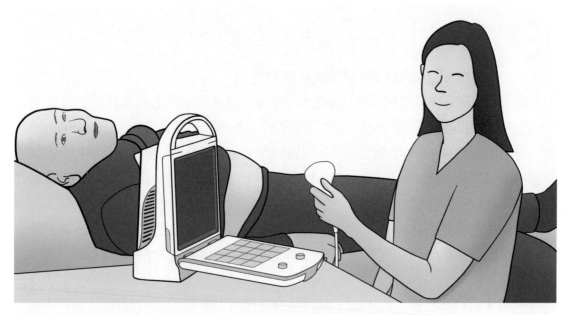

图 33　超声检查

查（可以从可疑的肾脏部位取出少量细胞样本进行活检，在显微镜下观察细胞的形态和结构，以及是否有癌变的迹象。这是确诊肾脏肿瘤性质和类型的金标准）、分子生物学检查（可以从肾脏肿瘤细胞中提取 DNA 或 RNA，进行基因突变、基因表达、基因分型等分析，以确定肿瘤的分子特征和生物学行为）以及最为常见的影像学检查（可以直观地显示肾脏的形态、大小、位置、密度等特征，以及肿瘤的位置、大小、形态、边界等特征。超声是最方便快捷的影像学检查手段）。

影像学检查主要手段有以下几种：

（1）B 超：利用高频声波在人体内部的反射和衰减，形成不同的回声信号，再经过电子设备处理和显示，得到肾脏和肿瘤的图像。B 超是一种简单、无创、无痛、无辐射、廉价的检查方法，可以用来初步筛查和诊断肾脏肿瘤。B 超还可以用来指导活检或进行消融等治疗操作。B 超的优点是可以动态观察肾脏和肿瘤的血流情况，以及判断肿瘤是否有囊性成分。B 超的缺点是受操作者技术和经验的影响较大，深部或小型的肿瘤显示不清楚，对于肿瘤的性质和类型鉴别能力有限。

（2）X 线：利用 X 线穿透人体后在感光片上形成不同密度的阴影，得到肾脏和肿瘤的轮廓图像。X 线平片是一种最基本的影像学检查方法，可以用来观察肾脏的大小、形态、位置等，以及是否有钙化或结石等异常。X 线静脉肾盂造影是在静脉注入一种能吸收 X 线的造影剂后，拍摄一系列 X 线平片，以显示肾盂、输尿管等泌尿道系统的形态和功能。X 线检查的优点是操作简便、成本低廉、可重复性好。X 线检查的缺点是有一定的辐射风险，对于软组织结构显示不清楚，对于囊性或实性肿瘤鉴别困难。

（3）CT：利用 X 线在不同角度穿透人体后经过计算机重建，得到人体内部横断面或三维立体图像。CT 可以清晰地显示肾脏和肿瘤的大小、形态、密度、强化程度等特征，以及是否有侵犯周围组织或转移至淋巴结或其他器官等情况。CT 还可以用来指导活检或消融等治疗操作。CT 检查的优点是分辨率高、信息量大、诊断准确率高。CT 检查的缺点是有较高的辐射风险，需要注射造影剂可能引起过敏反应或损伤肾功能。

（4）MRI：利用强磁场和无线电波改变人体内部原子核（主要是氢核）的自旋状态，再根据其释放的能量信号经过计算机重建，得到人体内部横断面或三维立体图像。MRI 可以清晰地显示肾脏和肿瘤的大小、形态、信号强度、强化程度等特征，以及是否有侵犯周围组织或转移至淋巴结或其他器官等情况。MRI 还可以用来指导活检或消融等治疗操作。MRI 检查的优点是无辐射风险，对于软组织结构显示优异，对于肾脏囊性病变内结构的显示也较 CT 更为清晰，对于肾癌与出血性肾囊肿的鉴别诊断也比 CT 更具优势。MRI 检查的缺点是操作复杂、成本高昂、受金属物品的干扰，需要注射造影剂可能引起过敏反应或系统性硬化症。

（李京佳　齐奥）

十一、肾癌应该选择什么治疗方式

肾癌是起源于肾脏的恶性肿瘤。肾癌不仅会引起血尿、腰痛、腹部肿块等症状，而且严重时还可危及患者的生命健康。治疗肾癌选择合适的治疗方案至关重要。近几年，随着医疗水平的不断提高，治疗肾癌的方法越来越多，但是总的来说包括手术治疗、放射治疗、化学治疗以及中医药治疗等，在肾癌的治疗上发挥着重要的作用。很多患者都会问：治疗方法这么多，哪一种治疗方案才是最佳治疗方案呢？其实，肾癌的治疗方案需要根据患者的具体病情确定，如临床分期、症状、年龄、体质等，适合自身的才是最佳的。肾细胞癌是成年人最常见的肾癌类型，本部分介绍的治疗方式主要针对肾细胞癌。

1. 肾癌如何治疗

肾癌的治疗主要是手术切除，放射治疗（简称"放疗"）、化学治疗（简称"化疗"）、免疫治疗等效果不理想，亦不肯定，靶向治疗疗效确切。近年来越来越多的靶向药物被运用于临床中。

（1）手术切除：肾癌手术切除分为肾部分切除术和根治性肾切除术。目前公认的是根治性肾切除术，可以提高患者生存率。根治性肾切除术切除范围包括肾周围筋膜、肾周围脂肪、肾和肾上腺。

肾癌治疗中的特殊问题：

1）保留肾组织的肾癌手术：保留肾组织的肾癌手术如双侧肾癌或孤立肾肾癌，以及对侧肾功能不好如肾血管性高血压、肾结石、肾结核、肾盂输尿管连接处狭窄。肾癌较小并位于肾边缘的情况下亦可考虑保留肾组织，手术方法为部分肾切除术，亦可将肿瘤剜除。

2）下腔静脉癌栓：肾癌容易发生肾静脉和下腔静脉内癌栓，近年来普遍认为如未发现局部或远处扩散，肾癌根治切除术时可同时切除静脉内癌栓或取出下腔静脉内癌栓，预后仍然良好。

3）肾癌局部扩散侵犯邻近组织和脏器：这是肾癌治疗中的棘手问题。手术彻底切除肿瘤和受累的组织是唯一可能治愈的方法，这类患者5年生存率不超过5%。

（2）免疫治疗：多年来研究已证明人体实性肿瘤内淋巴细胞对肿瘤细胞有免疫反应，但因肿瘤存在抑制的机制，这种肿瘤浸润淋巴细胞（TIL）对自体肿瘤的细胞毒作用往往较小。

（3）化学治疗：肾癌的化疗效果不理想，单用药治疗效果更差。

（4）其他方法：有些医生对无法进行手术的肾癌患者尝试采用冷冻消融和射频消融等方法，不过，这些疗法目前还没有成为治疗肾癌的标准方法。其他的疗法还有靶向治疗。目前靶向治疗已经在晚期肾脏肿瘤的治疗中取得了显著的效果，可以显著延长患者的生存期。

2. 局限性（临床分期I~II期）肾癌有哪些治疗方法

临床分期为I期和II期的肾癌病灶局限于肾。I期肾癌和II期肾癌之间唯一的区别是肿瘤的大小不同。I期肾癌肿瘤直径≤7cm，而II期肾癌肿瘤直径>7cm。I期和II期肾癌可选择的治疗方法包括保留肾单位手术、根治性肾切除术、肿瘤消融治疗。

治疗方法的选择取决于多种因素，包括患者的年龄、健康状况、麻醉风险，肿瘤的大小、位置和浸润情况。一般来说，肿瘤越大，就越倾向于根治性肾切除术，除非根治性肾切除会增加患者需要透析的风险，这种情况下应该向肾部分切除的方向努力。对于I、II期肾癌，其他需要考虑的因素包括肿瘤是否在肾中央部、是否累及主要血管或输尿管。

I期和II期肾癌手术治疗的一般原则可以归纳如下：小病灶的最佳治疗方法是肾部分切除术。肿瘤消融是比较新的方法，最适合于肿瘤恶性程度较低的老年患者。较大肿瘤一般治疗办法是根治性肾切除术，除非有根治术后透析的风险（双肾肿瘤、孤立肾肿瘤或者肾功能不全）。

对于大多数I期肾癌，不管是进行根治性肾切除术还是部分肾切除术，复发的风险都是较低的。对于II期的肾癌而言，肾部分切除术的优势在于能保住正常的肾单位并最大程度地保留总肾功能，但是行部分肾切除术复发的风险比行根治性肾切除术要稍高。现在大多数的I期或者II期的根治性肾切除术可以通过腹腔镜进行。

3. 局部进展性（临床分期Ⅲ期）肾癌应该如何治疗

局部进展性肾癌没有发生远处脏器的转移，但是有局部的进展，其准确的定义是伴有区域淋巴结转移和/或肾静脉癌栓和/或下腔静脉癌栓和/或肿瘤侵及肾周脂肪组织和/或肾窦脂肪组织（但未超过肾周筋膜），无远处转移的癌。从其定义及分期可以得知局部进展性肾癌的预后较局限性肾癌差，较转移性肾癌要好。局部进展性肾癌在治疗选择方面和远处转移性肾癌相比有一定的不同，局部进展性肾癌的主要治疗方法首选根治性肾切除术。如果合并有淋巴结和/或静脉癌栓，则手术步骤就会增加，手术难度也会增加。对于术后的辅助治疗如何选择目前仍没有标准方案，主要还是根据患者的具体情况。

如果患者有区域淋巴结的侵犯，而没有远处转移，选择区域淋巴结清扫对患者是有益的。但是患者如果有区域淋巴结的转移一般都会有远处转移，因此对有区域淋巴结转移的患者要充分评估有没有远处转移。综合考虑，对于有区域淋巴结转移的局部进展性肾癌首选根治性肾切除术，加上区域淋巴结或扩大淋巴结清扫，防止复发和转移，提高生存期，术后可再给予靶向治疗。

4. 什么是辅助治疗

辅助治疗是指手术后在临床或者影像学证明没有肿瘤负荷的情况下，在术后相对较短时间内采取的系统治疗，以减少复发的危险。这些疗法是"预防性"的治疗，以防止肿瘤再次发生。许多肾癌术后辅助治疗的研究工作已经完成。辅助治疗包括放疗、疫苗、免疫刺激因子、化疗和综合疗法。不幸的是，到目前为止还没有哪种辅助治疗被证明对肾癌有效，随访结果显示相比并没有明显改善患者的预后。因此，中危或高危肾癌患者也可以采取观察等待的方式，或参加肾癌辅助治疗的临床试验。

5. 转移性（临床分期Ⅳ期）肾癌应该如何治疗

转移性肾癌意味着肾癌细胞已扩散到肾脏之外，如肺、骨骼或者大脑等远处器官。肾癌细胞在肾以外大量积聚起来时即被称为转移灶，可以通过影像学检查如 X 线、CT 或骨扫描来检测。这些检查不能检测单个肾癌细胞或小的细胞巢，但是当转移灶直径>1cm 时，就可以被检测出来。30% 的肾癌患者在诊断时就已经存在转移，即使经过手术治疗，20%~40% 的局限性肾癌仍然会出现复发和转移。肾癌一旦出现转移，预后往往很差，患者 5 年生存率不足 10%。

肾癌细胞即使侵犯到其他器官，仍是肾癌细胞，可以用同样的方法处理。如果原发肾肿瘤未被切除，首先应该考虑手术切除原发肾肿瘤，然后进行系统治疗（全身治疗）。系统治疗包括免疫治疗（旨在刺激人体的免疫系统攻击癌细胞）、靶向治疗（该疗法以与癌症相关的特定蛋白为直接攻击目标）等。

转移性肾癌的治疗曾经是泌尿系肿瘤医生面临的一项严峻挑战。转移性肾癌与前列腺癌、膀胱癌等不同，对放疗和化疗都不敏感。白介素-2与干扰素α曾在转移性肾癌领域占有重要地位，文献报道其客观反应率为5%~27%，但是这种治疗在大多数患者中效果比较轻微，而且持续时间较短。要实现较好的效果，往往需要高剂量治疗，但同时存在严重的毒副反应，大部分患者无法耐受。正因为如此，随着靶向治疗的出现，以白介素-2、干扰素α为代表的免疫治疗渐渐退出了历史的舞台。

以舒尼替尼为代表的靶向药物的出现可以说是转移性肾癌治疗史上的里程碑。相较于传统治疗，舒尼替尼凭借可靠的疗效及安全性很快被美国食品药品监督管理局（FDA）批准上市。目前美国已经批准用于转移性肾癌治疗的靶向药物包括舒尼替尼、索拉非尼、培唑帕尼、阿昔替尼、依维莫司、西罗莫司及贝伐单抗。国内当前能够获得的药物主要为舒尼替尼、索拉非尼和依维莫司。这些药物当前已广泛用于转移性肾癌的一线和二线治疗。

肾癌扩散到某特定位置同样也有相应的治疗方法，例如，对于单一的、小的肺转移灶或肾癌局部复发病灶进行转移灶切除，放射治疗对控制骨转移造成的疼痛可以发挥一定作用，对于脑转移灶，伽马刀手术可以减轻神经系统症状。但这些均属于特殊情况，不适用于大多数转移性肾癌患者。

6. 局限性肾癌患者的预后如何

局限性肾癌患者的预后还受到个体差异和治疗方式的影响。不同的患者可能有不同的基因变异、免疫系统功能、合并症等，这些都会影响肿瘤的生物学行为和治疗反应。目前，有一些评分系统可以帮助评估局限性肾癌患者的预后，如UISS评分系统和SSIGN评分系统。这些评分系统根据患者的临床和病理特征，将患者分为不同的风险组，从而预测患者的生存率和复发率。

是什么原因造成局限性肾癌患者的复发风险在不同人群高低不同呢？最重要的因素除了肿瘤分期以外，还有肾癌的病理类型和肿瘤分级。传统型肾癌（肾透明细胞癌）往往比乳头状肾细胞癌或肾嫌色细胞癌具有更高的复发风险。同时高级别始终是一个危险因素。其他可能预测复发的因素还包括患者年龄、一般情况

（患者是否虚弱）、是否存在肿瘤相关的症状、微小静脉受累情况、微小的肿瘤坏死灶（肿瘤内部的死亡肿瘤细胞）情况和一些实验室的检查（如血小板计数、红细胞沉降率及血钙水平等）结果。所有这些因素中，肿瘤分期是最重要的，早期的局限于肾的肾癌患者往往预后更好，但并非绝对。

7. 肿瘤被切除后如何处理

肿瘤被切除后将被送到病理科医生那里。病理科医生根据手术的类型，可能需要进行快速的冰冻切片和病理分析，即冰冻一小部分组织并立即在显微镜下进行评估。与肾部分切除不同，根治性肾切除通常不进行冰冻切片。手术后，医生可以就冰冻切片的结果进行讨论。因为冰冻切片属于"快速评估"，所以不被认为是最终的结果。

移除的病变组织都要经过病理组织学处理，包括详细地检查、固定、染色以便在显微镜下作观察评估。这个过程可能需要数天时间，在这段时间里，病理科医生将确定肿瘤类型、肿瘤的病理分期和肿瘤的分级。有时候可能需要做特别的病理分析，包括免疫组织化学和细胞遗传学分析。

8. 什么是冷冻消融

冷冻消融（cryoablation）通常也被称为冷冻疗法或冷冻手术，是指利用极冷的温度冷冻和去除不需要的组织和细胞，通常使用棉签或喷雾装置，可用于多种情况，包括某些肿瘤、痣和结节的治疗。冷冻消融通常只需要进行局部麻醉，通常在门诊进行。虽然冷冻消融可能有一定的好处，但其长期有效性尚不清楚。冷冻消融过程中，当组织温度降低到 −20℃ 以下时，细胞内水分会结成冰晶，导致细胞膜破裂和细胞器损伤。当组织温度升高时，冰晶会融化，造成细胞内外液体平衡失调和渗透压变化，进一步加剧细胞损伤。要通过冷冻消融去除皮肤上不需要的细胞或组织，可局部应用液氮，局部应用液氮冷冻的组织或细胞溶解，很快就会形成结痂。但是，对于需要内部切除的细胞或组织，手术过程更为复杂，内部冷冻病变细胞或组织可能需要 3 小时。

冷冻消融治疗肾脏和肝脏肿瘤时，恢复时间比手术切除肿瘤要短得多。对于因年龄或健康限制而不适合常规手术的患者，冷冻消融也可作为一种治疗方法。冷冻消融术也存在一些风险和缺点。由于这种手术只能在局部区域进行，医生有可能漏掉微小的癌细胞。

9. 什么是射频消融

射频消融术（RFA）是指通过 CT 或磁共振发现小肾癌，用超声探头引导，将射频针经过皮肤穿刺到肾癌内，针尖位于癌灶的顶端，射频针的另一端接通电源，打开开关后癌灶内的射频针就会释放射频电流，这些电流的温度很高，会把癌灶全部烧死，结束后关闭电源，拔出射频针。把癌灶烧死的治疗称为消融治疗，使用射频针进行消融治疗称为射频消融，使用微波针则称为微波消融。

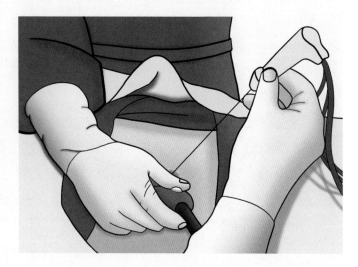

图 34　局部麻醉下由 CT 引导经皮穿刺肾脏肿瘤病灶进行射频消融术

10. 冷冻消融的优缺点分别是什么

优点：

（1）消融范围大，适用于体积较大的肿瘤；

（2）对皮肤的损伤较小，适用于靠近皮肤、热消融易损伤表皮的实体肿瘤；

（3）适应证广：适合任何年龄患者，可用于年老体弱及其他疗法无法治疗或治疗失败的晚期患者；

（4）免疫调控：能激活宿主细胞抗肿瘤的免疫力，便于自体清除肿瘤细胞及坏死细胞。

缺点和不足：

（1）冷冻区边缘残存瘤细胞可能性较热消融大，易成为复发来源；

（2）冷冻范围过大可引起器官裂开及"冷休克"等严重并发症；

（3）可能破坏血液中的血小板，血小板水平较低的患者要慎用。

11. 射频消融的优缺点分别是什么

无论什么手术，大家都需要用辩证的眼光去看待，因为任何治疗方法都具有两面性。射频消融的优点是治疗某些肿瘤疾病创伤比较小，同时对于患者的基本要求也比较低，患者完成射频消融术之后恢复较快，大多数患者住院3~5天就可以康复了。

但是射频消融术也存在一定的缺点。因为射频消融是基于热效应原理开展手术的，因此在手术的过程中有可能会出现肿瘤边缘的肿瘤细胞残余或者是向外侵犯的情况。此外，射频消融术之后血管再生也会使得肿瘤复发。所以，即便是最先进的医疗手段，也会存在一定的利弊，建议患者在手术之前根据自己的病情进行评估，做完手术也要根据医生的建议定期复查。

12. 肾癌静脉癌栓的治疗方式是什么

肾癌静脉癌栓是指肾癌细胞沿着肾静脉或下腔静脉生长形成的肿瘤性血栓，是肾癌的一种常见并发症，占肾癌患者的4%~10%。肾癌静脉癌栓的治疗方式主要有以下几种：

（1）手术治疗：这是目前治疗肾癌静脉癌栓的首选方法，可以彻底切除肿瘤和癌栓，提高患者的生存率和生活质量。手术治疗需要根据癌栓的位置和程度选择不同的手术方式，包括开放手术、腹腔镜手术和机器人辅助手术。手术治疗的难度较高，需要有丰富经验和技巧的泌尿外科医生进行，同时也要注意术中和术后可能出现的并发症，如出血、感染、血栓脱落等。

（2）靶向治疗：这是一种通过口服药物来抑制肿瘤细胞生长和血管生成的方法，适用于不能耐受或不适合手术治疗的患者。靶向治疗可以缩小肿瘤和癌栓的体积，减轻患者的症状，延缓肿瘤的进展。常用的靶向药物有舒尼替尼、培唑帕尼、索拉非尼等。靶向治疗的副作用包括高血压、皮疹、腹泻、乏力等。

（3）免疫治疗：这是一种利用人体自身的免疫系统来对抗肿瘤细胞的方法，适用于对靶向治疗无效或耐药的患者。免疫治疗可以通过阻断肿瘤细胞逃避免疫系统攻击的机制，增强机体对肿瘤细胞的杀伤能力。常用的免疫治疗药物有纳武单抗、伊匹单抗、帕博利珠单抗等。免疫治疗的副作用包括发热、皮肤反应、甲状腺功能异常等。

13. 为什么有时要切除邻近器官

局部进展性肾癌患者的局部器官受到侵蚀，这个时候一般要进行扩大根治术。比如，如果局部肾上腺受牵连，需要把肾上腺切除，如果肿瘤侵犯了胰尾，需要切除胰尾以做到肉眼观察的无瘤。对于晚期肾癌患者，一般错过了手术的机会，可以提前进行靶向治疗。

如果存在手术机会应尽快手术，手术以后根据病理结果进行综合治疗，主要是靶向治疗，如果患者无法进行手术，可以进行穿刺，根据穿刺的病理结果也可以进行靶向治疗。

14. 转移性肾癌患者的预后如何

转移性肾癌是一种比较严重的情况，因为它会影响患者的生存质量和生存时间。那么，转移性肾癌患者的预后如何呢？转移性肾癌患者的预后受到很多因素的影响，比如转移部位、转移数量、肿瘤分型、肿瘤分级、治疗方式等。一般来说，转移部位越多、转移数量越多、肿瘤分型越恶劣、肿瘤分级越高、治疗方式越有限，预后就越差。以下是一些影响转移性肾癌患者预后的因素：

（1）转移部位：不同的转移部位对患者的生存率有不同的影响。一般来说，肺转移患者的预后最好，平均生存时间可超过2年。而骨转移患者的预后最差，平均生存时间只有1年。脑转移和肝转移也会降低患者的生存率。

（2）转移数量：转移数量也会影响患者的预后。一般来说，单发转移（只有一个器官发生转移）患者的预后要好于多发转移（多个器官发生转移）患者。如果单发转移可以通过手术或其他方法切除或消灭转移灶，那么患者的生存率会有所提高。

（3）肿瘤分型：肿瘤分型是指根据肿瘤细胞的形态和特征进行分类。分型不同的肿瘤有不同的生物学行为和治疗反应。一般来说，透明细胞癌是最常见也最恶劣的一种分型，占所有肾癌的80%以上。而乳头状细胞癌和嫌色细胞癌相对较少见，恶性程度较低。

（4）肿瘤分级：肿瘤分级是指根据肿瘤细胞的异质性和核异型性进行评估。异质性和核异型性越高，说明肿瘤细胞越不正常，越容易增殖和扩散。一般来说，肿瘤分级越高，预后就越差。

（5）治疗方式：治疗方式也会影响患者的预后。目前，治疗转移性肾癌的主要方式有靶向治疗和免疫治疗。靶向治疗是指针对肿瘤细胞的特定靶点，如血管生成因子受体（VEGFR）或哺乳动物雷帕霉素靶蛋白（mTOR）等，来抑制肿瘤的生长和血管的形成。免疫治疗是指利用人体自身的免疫系统来对抗肿瘤细胞，如使用抗PD-1或抗CTLA-4的单克隆抗体等，来解除肿瘤细胞对免疫系统的抑制。这些治疗方式可以延缓肿瘤的进展，提高患者的生存率和生活质量。

15. 是否可以行姑息性肾切除术

姑息性或减瘤性肾切除术是指即使肿瘤细胞已经扩散到身体的其他部位（例如肺部等），仍然仅切除原发性的肾肿瘤。该手术并不能达到根治的效果，转移部位的肿瘤仍然存在，患者还需接受系统治疗。有两项研究表明减瘤性肾切除后患者能平均延长4~6个月的生存时间。

减瘤手术可以带来以下一系列潜在的好处：①可以减轻肿瘤的总体负荷，将所有治疗作用集中于转移部位的肿瘤，有可能提高系统治疗对转移肿瘤的治疗效果。②去除了转移肿瘤的源头，因为所有转移的肿瘤都来源于肾肿瘤。③还有一种理论认为，肾的原发肿瘤会分泌蛋白进入血液促进转移部位肿瘤生长，并降低人体免疫力。

切除原发肿瘤有助于消除这些影响因素。虽然减瘤术可能带来很多的益处，但患者还需考虑手术所带来的风险和住院以及康复所需时间。一小部分患者（5%~10%）在手术后无法很好地恢复，以至于不能接受进一步的系统治疗，对于这些患者来说，减瘤术可能并没有益处。因此，虽然减瘤术对大多数患者有利，但不能不加选择地应用于所有患者。最适宜的手术减瘤对象是身体无其他严重疾病、一般状况良好、肾可以被安全切除以及大部分肿瘤负荷位于肾内的患者。未来的研究将致力于确定该手术的最佳适应证以及最理想的手术时机。

16. 晚期肾癌化疗是否为一种选择

很多进展性肾癌进入晚期以后，手术已经无法根治，从而需要选择合适的全身性治疗。化疗作为一种晚期肿瘤常用的治疗手段，被应用于大多数的进展期肿瘤。但是化疗为什么没有应用于肾癌的治疗？其实，早在免疫治疗和分子靶向治疗之前，已经有相当多的研究显示，化疗和孕激素类药物对进展性肾癌的作用非常有限，常用于化疗的吉西他滨/顺铂这两类药物已很少用于治疗肾癌中最常见的肾透明细胞癌。化疗对其他很多非透明细胞肾癌也是基本无效的。事实上，肾癌对化疗不敏感，被公认为化疗难治性肿瘤。几乎所有的化疗药物都在肾癌的治疗中进行过尝试，但是均未取得良好的效果。联合应用多种化疗药物同样也没有取得特别好的治疗效果。只有少数化疗药对肾癌有些许作用（反应率为 10%~15%），其中包括 5-氟尿嘧啶、吉西他滨和多柔比星。这些药物的两两联合应用，以及新的化疗药物的联合应用还处在研究阶段，这个领域的研究寄希望于将来找到一种更加有效的药物或更好的组合方案。总而言之，鉴于化疗的潜在副作用以及较低的反应率，就不难理解为什么目前化疗不是治疗晚期肾癌的主要手段了。

17. 晚期肾癌内分泌治疗是否为一种选择

内分泌治疗是治疗进展期前列腺癌的主要手段之一。内分泌治疗对转移性肾癌是否起作用呢？答案是否定的。内分泌治疗是指通过改变人体内的激素环境来抗击癌症的一种疗法，醋酸甲地孕酮就是其中一种。历史上曾经用醋酸甲地孕酮治疗转移性肾癌，最初被认为是有效的。经过深入的研究，这种疗法最终被证实对大部分患者效果有限。醋酸甲地孕酮能刺激食欲，目前用于一些厌食症肾癌患者的治疗，但即使是在这一方面，其有效性也存在争论。内分泌治疗对其他肿瘤有效，但对于肾癌却没有什么效果，目前进展期肾癌的治疗中不包括内分泌疗法。

18. 晚期肾癌放疗是否为一种选择

放疗治疗肿瘤的原理是它能引起细胞 DNA 变化，对细胞的杀伤作用超过了细胞本身的修复能力。肿瘤细胞要比正常细胞对放疗更敏感，因为肿瘤细胞在恶变过程中已经累积了一系列的突变，所以它们在射线作用下更易死亡。一般来说，肾肿瘤对放疗不敏感。因此放疗多用来治疗某些特殊情况的肾肿瘤转移灶，主要包括肿瘤性疼痛（比如骨转移）、较大的肿瘤（比如肿瘤阻断了肺通气功能）或是颅内的转移肿瘤。虽然放疗并不能完全杀灭这些病灶，但能起到缩小肿瘤并减轻症状的作用。这种治疗能给部分患者带来很大的改观，哪怕只是暂时的。

当肾癌到了晚期时，病情较重，治疗难度较大，而且治愈的可能性很小，但并非无药可救，患者通过合理有效的治疗还是能够控制病情，延长生命的。放化疗对癌细胞有较强的杀伤能力，肾癌晚期患者通过放化疗可以抑制原发灶和转移灶，控制病情发展，缩小肿块大小，缓解临床症状，延长生存时间。但放化疗也会产生一系列的副作用，增加患者痛苦，甚至会破坏患者免疫系统平衡，降低患者的免疫力，并不利于疾病的康复。临床上也有很多患者并非死于疾病的晚期，而是死于过度杀伤性的治疗，因此患者在选择治疗方法时一定要慎重。

放化疗并非适合所有的患者，肾癌晚期是否需要放化疗需要根据患者的具体情况来决定。如果患者一般状况较好，对放化疗敏感，则应争取放化疗的机会。针对放化疗的副作用，有的患者会配合中医药的治疗，有助于增效减毒，进一步延长生命。如果患者体质较差，年龄较大，伴有重要脏器功能不全，或者对放化疗不敏感，则不建议放化疗。可以考虑中医保守治疗，一方面注重调节机体，补充元气，提高免疫力和抵抗力，另一方面能在一定程度上抑制肿瘤细胞，控制病情发展，缓解临床症状，从而达到提高生存质量，延长生存时间的目的。

19. 什么是白介素-2

白介素-2（IL-2）是一种淋巴因子，是机体免疫应答的核心物质之一，是一种免疫增强剂，可提高人体对病毒、细菌、真菌、原虫等感染的免疫应答，具有抗肿瘤、抗病毒和增强机体免疫功能等多方面作用，可用于抗肿瘤治疗，先天和后天免疫缺陷症治疗，各种自身免疫病的治疗，且对某些病毒性、杆菌性疾病，细胞内寄生菌感染性疾病，如乙型肝炎、麻风病、肺结核、白念珠菌感染等具有一定的治疗作用。但价格较高，且有一定的不良反应，包括水肿、头痛、发热、心悸、心动过速、心房颤动、恶心、呕吐、眩晕、失眠、呼吸困难、皮疹、结膜充血，偶见用药后一过性视力模糊，须慎重选择。

20. 什么是干扰素

干扰素是一种由单核细胞和淋巴细胞产生的细胞因子，是具有多种功能的活性蛋白质（主要是糖蛋白），具有多种生物活性，包括抗增殖、免疫调节、抗病毒和诱导分化作用。但是，干扰素也会产生一些不良反应，主要包括：①发热；②流感样综合征；③骨髓抑制：出现白细胞及血小板减少，一般停药后可自行恢复；④神经系统症状：如失眠、焦虑、抑郁、兴奋、易怒、精神病，如出现抑郁及精神病症状应停药；⑤诱发自身免疫性疾病：如甲状腺炎、血小板减少性紫癜、溶血性贫血、风湿性关节炎、红斑狼疮样综合征、血管炎综合征和1型糖尿病等。干扰素的价格较高，且疗效尚有待观察。

21. 什么是干细胞移植

干细胞（stem cell，SC）是一类未充分分化，尚不成熟的细胞，具有再生各种组织器官和人体的潜在功能，被医学界称为"万用细胞"。

人类造血干细胞形态上类似于小淋巴细胞，在骨髓中仅占有核细胞的 1% 左右。人类造血干细胞来自胚胎期卵黄囊的间皮细胞，是人体内最独特的体细胞群。和多能干细胞一样，人类造血干细胞是一类具有自我复制和多向分化潜能的原始细胞，也是维持生命不息的最基本动力。

22. 联合治疗是否比单一分子治疗更有效

当针对某种肿瘤有多种有效的治疗方法时，考虑联合治疗（同时或者序贯治疗）是有意义的。在临床试验中，联合多种分子靶向药物的应用可以验证此观点。目前为止，联合分子靶向治疗与单药治疗相比是否有明显的优越性，联合用药的有效性、叠加毒性、花费及不便性等问题还没有明确答案。联合治疗的主要问题在于其副作用可能比单独使用分子治疗更常见且更严重。现阶段，联合治疗在临床试验之外不应被采用。临床试验是最安全的方法，将推动该领域的进展，给肾癌患者带来益处。

（张会瑞　王岩）

十二、肾癌的手术治疗

肾细胞癌是成年人最常见的肾癌类型，本部分介绍的治疗方式主要针对肾细胞癌。

1. 肾癌有哪些外科治疗方法

对局限性或局部进展性（早期或中期）肾癌患者应采用以外科手术为主的治疗方式，对转移性肾癌（晚期）应采用以内科治疗为主的综合治疗方式，包括免疫治疗和靶向治疗。外科手术治疗肾癌通常是首选治疗方法，包括保留肾单位手术和根治性肾切除术。年老体弱或有手术禁忌证的小肾癌（肿瘤直径≤4cm）患者可选用能量消融（射频消融、冷冻消融、高强度聚焦超声），或肾动脉栓塞等介入治疗，可以缓解症状、减轻血尿，介入治疗是一种姑息性治疗方法。

2. 肾癌的手术方式有哪些

肾癌的手术方式主要有两种，第一种是根治性肾切除术，也就是把整个肾都切除，第二种就是保留肾单位手术，包括肿瘤剜除术和肾部分切除术。手术的方式包括开放手术、腹腔镜手术和机器人辅助腹腔镜手术三种。对于年龄较大、合并症较多、身体状况差、无法做手术的患者还可以行冷冻治疗、射

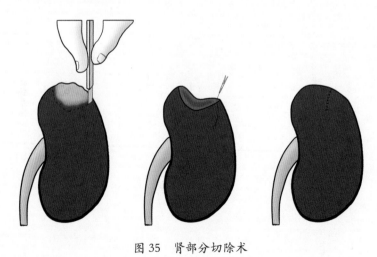

图 35　肾部分切除术

频消融以及高能超声聚焦消融治疗。

3. 根治性肾切除术和保留肾单位手术，在切除范围上有什么区别

根治性肾切除术的切除范围要大一些，除了切掉整个肾以外，还包括肾周围的脂肪和一部分输尿管。而保留肾单位手术只是把肿瘤及其周围的一部分正常肾组织和肿瘤表面覆盖的脂肪切掉。

4. 腹腔镜下保留肾单位手术有哪些优缺点

正常人体有两个肾脏，起到排毒的作用。由于病变切除一个肾脏后，正常情况下，剩下的一个肾脏可以完成人体毒素的排泄，这时候如果剩下的肾脏发生病变，就容易导致肾功能不全，甚至尿毒症。而保留肾单位手术保留了一部分肾组织，为身体储存了一定的肾单位，如果对侧发生病变，还有肾单位可以排毒，患者不至于马上做血液透析或者换肾。保留肾单位手术的缺点是手术相对复杂，术后可能会有尿漏、出血等并发症，会有术后肿瘤复发的可能。目前肾恶性肿瘤病灶<4cm 的腹腔镜下保留肾单位手术术后复发率低于 3%，根治性肾切除的复发率在 1%~2%，两者相差不大。

5. 哪些人适合进行保留肾单位手术

保留肾单位手术有 3 类适应证：①绝对适应证：肾癌发生于解剖性或功能性的孤立肾，根治性肾切除术将导致肾功能不全或尿毒症的患者，如先天性孤立肾，对侧肾功能不全或无功能者等；②相对适应证：肾癌对侧肾存在某些良性疾病，如肾结石、慢性肾盂肾炎或其他可能导致肾功能恶化的疾病的患者；③可选择适应证：对侧肾功能正常，临床分期 T_{1a}，即肿瘤<4cm，肿瘤位于肾脏周边，单发的无症状肾癌患者，临床分期 T_{1b}（肿瘤 4~7cm）也可以选择。

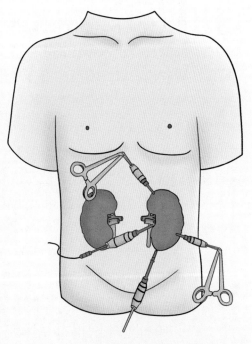

图 36　腹腔镜下保留肾单位手术

6. 肾癌保留肾单位手术是开放性手术还是腹腔镜手术

肾癌的保留肾单位手术方式通常有开放性手术和腹腔镜手术两种，现在绝大部分的保留肾单位手术都可以通过微创的腹腔镜手术完成。腹腔镜手术相比于开放手术，具有手术创伤小、术后恢复快、可最大限度保护肾功能等优势，并且在术后复发方面两者没有明显的区别，腹腔镜手术在患者术后疼痛和身体恢复等方面还更具有优势。但一些特殊情况，比如囊性肿瘤里面是囊液，腹腔镜手术取出肿瘤时容易挤压弄破，有腹腔种植的风险，建议采取开放性手术；只有一个肾（孤立肾）的患者，如果肿瘤体积较大，超过 4cm，为了保证患者日后生活治疗选择了保留肾单位手术，那么开放性手术操作更快，更安全。

7. 达芬奇机器人肾癌手术怎么做

达芬奇手术系统，通常被称作"达芬奇手术机器人"。机器人做肾癌的手术，实际上也是医生在操作，由医生通过操作杆操纵机器。与传统的腹腔镜手术相比，达芬奇手术系统能为医生提供高清 3D 放大的人体内视野，它的微小器械远比人类的手弯曲旋转更灵活。这些特征使医生能够拥有优越的视野，操作更精准。

8. 什么情况下需要行肾肿瘤穿刺活检

准备进行手术治疗的患者无须行肾肿瘤穿刺活检。肾肿瘤穿刺活检主要应用于以下情况：①存在小的肾脏占位，希望进行积极监测的患者；②在进行消融治疗前明确病理诊断；③在进行靶向治疗或放化疗前明确病理诊断。穿刺可以在超声或 CT 引导下进行。对于较大的肿物，穿刺应选择其边缘，以免穿出的组织为坏死组织。建议使用 18G 的穿刺针，最少穿 2 针。肾肿瘤穿刺活检具有极高的特异性和敏感性，但无法准确判断肿瘤的组织学分级。肾肿瘤穿刺活检发生种植转移的概率极低，常见并发症包括肾包膜下血肿或肾周血肿，无须特殊处理。

9. 非手术保留肾单位治疗的适应证

非手术保留肾单位治疗指的是冷冻治疗、射频消融治疗以及高能超声聚焦消融治疗，可以用于不适合手术的小肾癌患者的治疗，但应按适应证慎重选择：不适于开放性外科手术者，需尽可能保留肾单位者，有全身麻醉禁忌者，严重合并肾功能不全者，遗传性肾癌、双肾肾癌、肿瘤<4cm（特别适合<3cm）且位于肾周边的肾癌患者。应在治疗前进行肿瘤穿刺活检以明确病理。

10. 腹腔途径根治性肾切除术的优缺点

腹腔途径利用腹腔这一人体自然体腔，各穿刺位点的选择范围大，具有明确的解剖标志，操作空间大，尤其是对于显露体积巨大的肿瘤具有优势。此外，该途径容易显露肾门结构，有利于实现无瘤原则，便于同时行淋巴结清扫术，合并静脉瘤栓者适合经腹腔途径。但腹腔途径有肠管和其他腹腔内脏器损伤可能，术后有肠粘连、肠梗阻的风险。

11. 腹膜外途径根治性肾切除术的优缺点

腹膜外途径优点为不需要进入腹腔，减少了对腹腔脏器的损伤和干扰，避免了肠麻痹、肠梗阻、腹膜炎等并发症的发生。其可以迅速进入手术野，分离组织少，出血少，手术时间短。术后恢复快，肠道功能恢复早，进食时间早，住院时间短。可以避免感染、渗出液对肠管的影响，减少肠粘连的发生。该术式适用于有腹部外伤或手术史的患者。

缺点为手术空间小，操作视野差，解剖结构复杂，对外科医生的技术要求高。难以处理大型或多发性肿瘤，或累及大血管或下腔静脉的肿瘤。难以进行部分肾切除术或保留肾上腺的手术。有时需要转换为开放手术或经腹入路手术。

12. 腹腔镜手术与开放性手术对肿瘤的控制有区别吗

在肿瘤治疗效果方面，腹腔镜手术与开放性手术相当，二者治疗患者的无进展生存期和总生存期没有显著差异；但是腹腔镜手术具有创伤小、恢复快、出血量少、住院时间短以及镇痛需求更少等优势。因此，国际上已经将腹腔镜手术作为肾癌治疗的标准术式。

13. 根治性肾切除术的手术范围

经典的根治性肾切除术范围：于肾周筋膜外游离切除肾脏及肾周脂肪同侧肾上腺、上 1/2 输尿管，扩大淋巴结清扫上至膈脚、下至腹主动脉分叉处。但是有关同侧肾上腺切除及淋巴结清扫范围存在较大争议。

14. 肾癌手术的术前准备

术前实验室检查包括血常规、尿常规、粪常规、肾功能、肝功能、电解质、血糖、血型等。影像学检查包括腹部 CT 或 MRI 平扫和增强扫描，了解肿瘤的性质、位置、大小及范围，排除肾静脉和腔静脉癌栓，评估对侧肾功能（必要时尚需同位素肾图检查）；腹部 B 超或彩色多普勒超声和胸部 CT 平扫检查了解有无转移性病灶；必要时行肾动脉计算机体层血管成像（CTA）检查以了解血管变异情况。手术日进手术室前静脉内预防性应用抗生素。

15. 标本取出与肿瘤种植的关系

应高度重视标本取出方法不当所致的肿瘤细胞种植。国外已有数篇肿瘤种植的报道，一旦发生肿瘤种植往往给患者带来严重的后果，治疗非常棘手。标本取出主要有两种方法：扩大切口完整取出或将标本置入标本袋内，通过手工或者电动粉碎后取出。国外多将肿瘤粉碎后取出，所需切口小，但可能影响术后肿瘤的病理分期及分级，并且有潜在种植和播散的可能。我国多采用延长腹部或腰背部切口的方法。无论采用何种方法，都应严格遵循肿瘤外科的无瘤原则。

16. 单孔腹腔镜根治性肾切除术的优缺点

近年来单孔腹腔镜以其创伤更小、美容效果好等优势逐步得到广泛应用。不过，单孔腹腔镜过程中，器械经单一通道操作，导致器械拥挤、交叉或平行，且手术视野局限，操作要比常规难度大，技术要求更高，也更具有挑战性，要求术者有熟练的腹腔镜技术和对后腹腔解剖有准确的把握。

17. 肾癌肾部分切除的安全边距

恶性肿瘤的切除原则上要有一定的"安全边距"，一般认为 5mm 就足够，但对某些位于肾窦内的肿瘤，5mm 的边距也难以实现，可能需要紧贴着肿瘤的假包膜将肿瘤与血管及集合系统分离。目前国内泌尿外科指南认为肿瘤包膜完整的肾部分切除术就是安全的，不再强调所谓的安全边距。位于肾门的中央型肿瘤一般遵循从外向内侧切除的原则，避开肾门血管，使肾实质切除开始于安全的侧面，而肾门肿瘤有时完全取代肾门的肾脏内侧缘，要求手术时将肿瘤从血管表面完全剥离。

18. 腹腔镜肾部分切除术并发症

（1）出血：发生率为 4.5%。术中大出血是中转开放性手术的主要原因。切割肿瘤前控制肾动脉可以减少术中出血；确切地缝合肾实质缺损，创面喷洒生物止血胶，可有效减少术后出血、渗液。术后继发出血保守治疗无效时，可考虑行选择性肾动脉栓塞。

（2）尿漏：发生率为 2.0%，是术后主要并发症。可能由术中误伤输尿管、破损的肾集合系统缝合欠佳或局部肾组织坏死等引起。术中提前控制肾动脉，保持创面清晰，有助于及时发现集合系统的破损，以便及时修补。大多数尿性囊肿可通过行经皮置管引流和/或留置输尿管支架管解决。

（3）伤口感染：发生率约为 1%，通常进行引流、伤口换药，全身使用抗生素。

（4）周围脏器损伤：发生率约为 0.8%。一旦损伤，按照相关外科原则处理。

19. 肾部分切除是否需要行快速冰冻切片检查

来自欧美 17 个医疗中心的调查结果显示，855 例腹腔镜肾部分切除术中（肿瘤平均直径为 2.7cm），最终病理检查结果切缘阳性者为 21 例（2.5%），上述 21 名患者，有 14 名做了根治性肾切除术，7 名严密随访。而上述 17 个医疗中心，有 10 个医疗中心仅在切缘可疑时行术中冰冻病理检查，有 5 个医疗中心常规行随机活检，有 2 个医疗中心从不行术中冰冻病理检查。目前对术中冰冻病理检查的意见不一。目前认为，标本切除后常规剖开标本观察，如有完整边界，可不用进行术中冰冻病理检查，如边界不完整，则行术中冰冻病理检查并根据检查结果确定是否行根治性肾切除术。

20. 肾癌术后乳糜漏如何处理

当临床上怀疑乳糜漏时，应行实验室检查、影像学检查，必要时行诊断性穿刺，若需进一步确定瘘口位置，可行淋巴管造影术，若仍无法作出诊断而又高度怀疑，可考虑其他特殊诊断方法。确诊后立即置管引流，若引流量小于 100ml/d，可采用高蛋白、中链脂肪酸、低脂肪的饮食策略和利尿药联合治疗。若治疗失败或引流量超过 100ml/d，可采用全胃肠外营养和生长抑素及其类似物治疗。保守治疗 2 周后无效或引流量 5 天超过 1 000ml/d，应考虑手术治疗。术前可行淋巴管造影确定瘘口位置，术中也可行造影获得更多信息。首选漏口加固缝扎；无法行漏口缝扎的情况下，可考虑行栓塞术或分流术。若保守治疗及手术治疗均无效，可考虑使用其他特殊方法。

21. 肾癌手术后经常出现低热怎么办

肾癌手术后经常出现低热，建议口服抗病毒药物，有炎症还应该加上抗生素，若口服药物不见效，建议输液治疗，在医生指导下使用药物。

22. 根治性肾切除术后偶感无力是什么原因

根治性肾切除术后，您可能会出现一些常见的手术后并发症，如出血、感染、附近器官损伤等。这些并发症可能会导致您感到无力、疲劳、恶心、发热等不适。

此外，根治性肾切除术后，您只剩下一个发挥功能的肾脏，这可能会影响您的肾功能和全身代谢。您可能会出现以下一些长期的问题，如：

高血压：由于肾脏参与调节血压，失去一个肾脏可能会导致血压升高，进而增加心血管疾病的风险。

慢性肾病：由于剩余的肾脏需要承担更多的工作量，它可能会逐渐受损或衰竭，导致废物和水分在体内积累，引起水肿、贫血、骨质疏松等症状。

电解质紊乱：由于肾脏负责维持血液中适当的矿物质水平，失去一个肾脏可能会导致钠、钾、钙等电解质的过多或过少，影响神经、肌肉和心脏的正常功能。

以上这些问题都可能会使您感到无力、虚弱、头晕、心慌等不适。因此，根治性肾切除术后，您需要定期检查您的血压、尿液和血液以监测您的剩余肾功能和是否有复发或转移的迹象。

23. 肾癌术后还需要治疗吗

手术后许多人想进一步治疗来预防复发，但目前没有任何治疗来预防复发与转移，无论是干扰素、白介素-2 治疗，还是生物治疗，均没有证实可以控制复发与转移，如果肿瘤未切除彻底，可应用靶向治疗。对于术后患者来说最重要的就是定期复查。

24. 肾癌术后复查项目

复查的主要目的是检查是否有复发、转移和新生肿瘤。目前尚不能确定最经济、合理的复查内容和复查时限，复查可结合当地医疗条件、患者病情等参考以下内容进行。

第一次复查可在术后4~6周进行，主要评估肾脏功能、患者术后恢复状况以及有无手术并发症。行肾部分切除术的患者，术后4~6周行肾CT扫描，了解肾脏形态变化，为今后的复查做对比之用。常规复查内容包括：①病史询问；②体格检查；③血常规和血生化检查：肝、肾功能以及术前检查异常的血生化指标，如术前血碱性磷酸酶异常，通常需要进一步复查，因为复发或持续的碱性磷酸酶异常通常提示有远处转移或有肿瘤残留，如果有碱性磷酸酶异常升高和/或有骨转移症状如骨痛，需要进行骨扫描检查，碱性磷酸酶升高也可能是肝转移或副肿瘤综合征的表现；④X线检查：首选胸部CT扫描检查，或正、侧位胸部X线片；

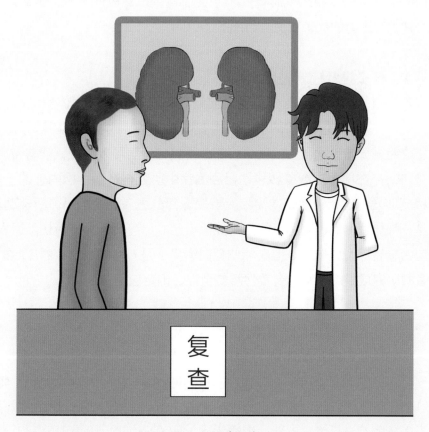

图37　肾癌复查

⑤腹部超声检查：腹部超声检查发现异常的患者、肾部分切除以及 T_3~T_4 期肾癌手术后患者需行腹部 CT 扫描检查，可每 6 个月 1 次，连续 2 年，以后视具体情况而定。

25. 肾癌合并下腔静脉癌栓的治疗

肾癌静脉癌栓指的是肾肿瘤延伸到肾静脉、下腔静脉或心脏腔内所形成的新生物。大约 4%~10% 的肾癌会累及肾静脉系统，其中 22%~70% 会累及下腔静脉。过去认为肾癌合并下腔静脉癌栓患者手术风险极大且预后差，患者多放弃手术治疗。近年来，随着手术技术的提高，在放射影像科、泌尿外科、肝胆外科、心外科、血管外科和麻醉科等多学科的共同努力下，经验丰富的中心已能安全切除肿瘤和癌栓，使此类患者的预后得到很大的改善。随着微创技术的发展，对于肾癌合并 0 级、1 级、2 级甚至部分 3~4 级癌栓，腹腔镜手术或机器人手术可以完成上述操作。机器人辅助腹腔镜手术在显露下腔静脉缝合重建方面有一定优势，采用气腹也使手术失血量少于开放性手术，明显减小了手术伤口，减少了患者的痛苦和愈合时间。

26. 什么是肾癌新辅助治疗

一些学者发现部分接受靶向治疗的患者原发肿瘤体积缩小，因而，一些患者从之前的不能手术变成能手术，或者从不能进行保留肾单位手术变成能进行该手术。这就意味着部分肾癌患者也可以进行新辅助靶向治疗。新辅助靶向治疗在局部进展或转移性肾癌治疗中研究得最多。国内外的一些研究都不同程度地发现，新辅助靶向治疗能够使一部分患者肿瘤缩小。新辅助靶向治疗其实是一种化繁为简、变不可能为可能的设想。尽可能地为患者切除原发肿瘤，尽可能地为患者保留肾单位。但新辅助靶向治疗不是万能的，它有着广阔的前景，需要更多的研究成果来证实其有效性及安全性，确定应用指征。

27. 什么是经自然腔道内镜手术

被誉为继开放性手术和腹腔镜手术之后的"第三代外科手术"的经自然腔道内镜手术（natural orifice translumenal endoscopic surgery，NOTES），是指通过口腔、食管、胃、结（直）肠、阴道、膀胱等自然腔道进入腹腔、纵隔和胸腔进行诊疗的新型内镜手术。NOTES 的出现源自患者和外科医生对微创治疗的不断追求，以其创伤更小、疼痛更轻、恢复更快、美容效果更佳等优势，引领着微创外科的发展方向。

经阴道入路是目前较为成熟的 NOTES 路径，绝大部分泌尿外科 NOTES 均经此入路完成。经阴道入路具有以下优势：①感染概率小，安全性高；②阴道后穹隆处组织较薄，容易进入腹腔，创伤小；③手术视野和空间定位较好；④适合刚性器械（如腹腔镜操作器械）操作；⑤阴道后穹隆切口扩大后适合较大标本取出；⑥术后切口容易闭合；⑦术后疼痛轻。但该入路仅限于已婚已育女性患者，且有盆腔手术史的患者应用该入路受限。另外，手术对女性生育功能的影响有待进一步研究。

28. 机器人手术的优缺点

达芬奇手术机器人拥有 10 倍放大的三维高清视野，头发丝粗细的血管也能清晰地展示在医生眼前；达芬奇手术机器人的器械拥有可转动的关节，比人手更加小巧灵活；同时医生的手部动作可以准确无延时地重现在患者体内的器械上。达芬奇机器人手术和开放性手术或传统腔镜手术相比具有以下潜在优势：①更小创伤：极大减轻患者的疼痛；②更加精准：出血更少，并发症更少，感染风险降低；③更快恢复：患者住院时间更短，更快恢复正常生活，提高生活质量，减少误工费用和陪床费用。但是机器人手术的费用高昂，昂贵的购买和维护费用限制手术成本和医疗费用的下降，限制了其在国内的推广应用。

29. 开放性根治性肾切除术的意义是什么

随着腹腔镜技术的迅速发展，腹腔镜下的根治性肾切除术已取代大部分传统开放性根治性肾切除术。但是，开放性根治性肾切除术的手术路径和操作平面是开展腹腔镜技术的基础，同时，腹腔镜肾切除手术需要开放性手术的技术来支撑和保证。比如，手术严重损伤下腔静脉时需要开放性手术来修补。更重要的是，一些巨大的肾癌或有肾周粘连的肾癌需要进行开放性肾切除术。

30. 肾癌术后转移怎么办

临床经验与研究表明，肾癌对放化疗敏感度较低，传统免疫治疗对肾癌治疗的效果暂不明确。新型分子靶向治疗技术，可明显缩小肿瘤体积，延长患者生存期。部分肾癌患者通过分子靶向治疗，肿瘤体积缩小，进而可进行手术治疗。目前临床常用的分子靶向药物包括舒尼替尼等一线靶向药物及索拉非尼、依维莫司等二线靶向药物。具体用药请结合临床，由医生指导使用。

（许涛　仇宇）

十三、肾癌的药物治疗

肾细胞癌是成年人最常见的肾癌类型，本部分介绍的治疗方式主要针对肾细胞癌。

1. 肾癌术后需要进行放化疗吗

不需要，肾癌细胞对细胞毒药物有多重耐药性，这是化疗失败的主要原因，而且术前术后的放疗，也没有显示对肾癌具有有效性。

2. 针对肾癌进行药物治疗的药物主要有哪些

肾癌对传统的放化疗均不敏感，既往主要应用α干扰素和白介素-2等细胞因子进行治疗，但目前来看亦难以达到理想的治疗效果。目前，靶向治疗及免疫治疗的进展为该疾病带来了显著的疗效。

3. 什么是肾癌的细胞因子治疗

细胞因子是指由细胞合成和分泌的小分子蛋白质，具有广泛的生物活性，可直接抑制肿瘤细胞或通过间接激活免疫系统杀伤肿瘤细胞。目前研究较多的细胞因子是白介素-2（IL-2）和α干扰素（IFN-a）以及两者的一些联合应用。

IL-2具有抑制肿瘤细胞生长的作用，另外，它还有助于T细胞增殖分裂，故又被称为"T细胞生长因子"。IL-2还可提升细胞毒T细胞以及自然杀伤细胞活性，使调节性T细胞整体数量减少。随着高剂量IL-2临床应用的推广，其局限性也逐渐表现出来。应用高剂量IL-2后，小部分患者可完全缓解，但所有患者的整体缓解率较低，而且大剂量使用IL-2对人体免疫系统有较大的毒副作用，可导致低血压和毛细血管渗漏综合征，甚至危及生命。为了有效降低IL-2的毒副作用，目前正研究将IL-2和其他药物联合用于临床治疗。

IFN-α是一种糖蛋白，可抗病毒、抗肿瘤，还有抑制细胞增殖分化以及调节免疫的功能。IFN-α主要通过抑制肿瘤增殖分化、抗新生血管形成、免疫调节及增加体内杀伤性T细胞的活性产生抗肿瘤效应。但随着研究的深入，人们发现单独应用 IFN-α 抗肿瘤效果不如预期，将 IL-2 与 IFN-α 联合应用可有效提高治疗效果，并降低 IFN-α 毒副作用。

4. 针对肾癌治疗的靶向药物有哪些

目前，临床上用于治疗肾癌的靶向药物主要分为两大类：一类为血管内皮生长因子受体（vascular endothelial growth factor receptor，VEGFR）及 VEGFR 抑制剂，主要通过抑制肿瘤血管的形成发挥抗肿瘤效应，酪氨酸激酶抑制剂（tyrosine kinase inhibitor，TKI）主要通过结合血管内的 VEGFR 和血小板源性生长因子受体（platelet-derived growth factor receptor，PDGFR）抑制血管内皮生长因子信号通路，从而发挥抑制肿瘤的作用，如舒尼替尼、索拉非尼、培唑帕尼、阿昔替尼等；另一类为哺乳动物雷帕霉素靶蛋白（mammalian target of rapamycin，mTOR）抑制剂，主要通过抑制肿瘤细胞的信号转导通路，抑制肿瘤细胞分裂，促进其凋亡。目前我国国家药品监督管理局已经批准的用于转移性肾癌的分子靶向药物包括舒尼替尼、索拉非尼、培唑帕尼、阿昔替尼以及依维莫司。

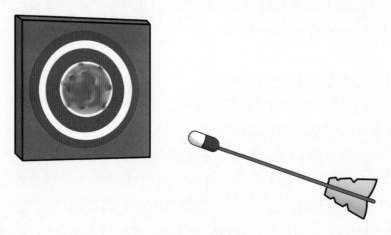

图 38　靶向药物

5. 肾癌患者该如何选择分子靶向药物治疗

对于晚期/转移性肾癌患者，应选择全身综合性治疗方案，目前，分子靶向治疗是首选的药物治疗方案。在国际指南中，舒尼替尼及培唑帕尼是一线治疗药物，索拉非尼及阿昔替尼是二线治疗药物，当此类药物治疗失效后，还可更换为哺乳动物雷帕霉素靶蛋白（mammalian target of rapamycin，mTOR）抑制剂，比如依维莫司。

6. 药物舒尼替尼有哪些特点

舒尼替尼（sunitinib）是治疗晚期肾癌的一线靶向药物，它的出现给肾癌患者提供了一个新的治疗选择，同时也给患者带来了新的希望。舒尼替尼是一种高效、高选择性多靶点酪氨酸激酶受体抑制剂，它可以阻断一些在肿瘤的血管生成和细胞增殖中起重要作用的蛋白质信号，如对血小板衍化生长因子受体（PDGF-R）和血管内皮生长因子受体（VEGFR）均具有抑制作用。其在临床应用中出现的不良反应包括乏力、胃肠道反应、血细胞减少、皮肤过敏、甲状腺功能减退等，这些不良反应常在停药后自行消失。

7. 药物索拉非尼有哪些特点

索拉非尼（sorafenib）是最早用于临床的多激酶抑制剂之一，对VEGFR-2、VEGFR-3、PDGFR-β、Flt-3、RAF-1 和 c-kit 等都具有抑制作用。索拉非尼自 2006 年在中国获得批准上市以来，一直用于转移性肾癌的一线治疗，且获得了良好的治疗效果。其主要副作用包括手足皮肤反应、腹泻、高血压、脱发和牙龈出血等。

8. 药物培唑帕尼有哪些特点

培唑帕尼是一种口服的血管生成抑制剂，主要作用于 VEGFR、PDGFR和 c-kit 等受体。在治疗细胞因子抗拒的 mRCC 时，培唑帕尼与安慰剂相比能延长患者的无进展生存期，具有较好的安全性。培唑帕尼的主要不良反应包括高血压、腹泻、体重下降、恶心、呕吐等。

9. 药物阿昔替尼有哪些特点

阿昔替尼属于二代 VEGFR-TKI，主要通过抑制 VEGFRs 而抑制肿瘤的生长、转移和血管生成。大量的临床试验证明，阿昔替尼对 mRCC 具有良好的临床效果，已成为二线药物中治疗 mRCC 的标准选择。有报道称阿昔替尼与索拉非尼相比能显著延长患者无进展生存期，并且能有效提高客观反应率。对舒尼替尼或细胞因子治疗无效的肾癌患者，接受二线药物阿昔替尼治疗是一种合理的选择。

10. 药物依维莫司有哪些特点

依维莫司是一种口服的 mTOR 抑制剂，目前已获得批准用于治疗进展期肾癌或作为二线药物用于治疗 VEGFR-TKI 等无效的 mRCC 患者。依维莫司在维持晚期肾癌患者病情稳定、延长患者无进展生存期和总生存期等方面发挥着重要作用。有研究发现，mRCC 患者应用一线药物，如舒尼替尼、索拉非尼、培唑帕尼等治疗失败后，再接受二线药物依维莫司治疗，能有效延长无进展生存期，这表明依维莫司是 VEGFR-TKI 等靶向药物治疗失败后一种新的治疗选择，也给靶向药物耐受的肾癌患者提供了新的希望。其常见的不良反应有疲乏、恶心、腹泻、口腔炎、贫血和皮疹等。

11. 对于非透明细胞性肾细胞癌的患者，靶向治疗效果如何

肾透明细胞癌占肾癌的 80% 以上，而其他病理类型如乳头状肾细胞癌、肾嫌色细胞癌、肾集合管癌等统称为非透明细胞性肾细胞癌。目前靶向治疗主要针对肾透明细胞癌，而非透明细胞性肾细胞癌靶向治疗的前瞻性大样本临床数据较少。虽然缺少直接的大样本Ⅲ期临床研究支持，但靶向治疗对非透明细胞性肾细胞癌有一定效果。肾癌伴肉瘤分化预后相对于其他非透明细胞性肾细胞癌更差，目前没有能显著提高生存获益的靶向药物，药物选择可参照非透明细胞性肾细胞癌方案。未来靶向治疗联合细胞毒性化疗或免疫治疗可能是治疗该类患者的一个方向。

12. 靶向治疗后如何对治疗效果进行有效评估

靶向治疗后需要对患者进行生化指标评估及影像学指标评估。肾癌虽然没有直接反应肿瘤进展的特殊肿瘤标志物，但靶向治疗存在骨髓抑制、肝脏毒性、甲状腺功能抑制等潜在的不良反应风险，因此，定期的生化指标检测与评估同样重要。为保证靶向治疗的安全性和持续性，建议患者在接受治疗前完善血常规、尿常规、肝肾功能、甲状腺功能等检查，在治疗后 2~4 周复查以上检查。一方面，血液学指标可能作为患者预后的参考；另一方面，可根据血液学不良反应情况调整靶向治疗的剂量和方案来获得最大化临床获益。后续随访期间应每 1~2 个月对血生化指标进行监测及复查。

靶向病灶的影像学评估是靶向治疗疗效评估的重要手段。影像学检查的目的在于评估靶向病灶的大小以及有无新出现的局部复发或转移性病灶，并作出

相关的治疗方案调整。实体瘤疗效评价标准是目前临床最为常见的疗效评价标准，该标准仅将病灶长径变化纳入疗效评估参考，分为完全缓解（CR）、部分缓解（PR）、疾病稳定（SD）、疾病进展（PD）。治疗后的随访均要与患者治疗前的基线情况进行对比。对靶向病灶每 6 个月进行复查，能及时判断靶向药物的疗效及患者的病情。其标准中完全缓解指所有靶病灶消失，全部病理淋巴结（包括靶淋巴结和非靶淋巴结）短直径必须减少至<10mm；部分缓解指靶病灶直径之和比基线水平减少至少 30%；疾病进展指以整个治疗过程中所有测量的靶病灶直径之和的最小值为参照，直径和相对增加至少 20%（如果基线测量值最小就以基线值为参照），除此之外，必须满足直径和的绝对值增加至少 5mm（出现一个或多个新病灶也视为疾病进展）；疾病稳定指靶病灶减小的程度没达到部分缓解，增加的程度也没达到疾病进展水平，介于两者之间，研究时可以直径之和的最小值作为参考。

13. 靶向治疗后可能出现哪些不良反应，该如何处理

靶向治疗肾癌时不良反应的管理非常重要。缩小因为不良反应而中断治疗的患者比例更有益于患者的生存获益与生命质量的提高。晚期肾癌靶向治疗相关不良反应的管理需要早期识别、积极管理和优化治疗。以下是几种常见的靶向药物相关不良反应。

（1）手-足综合征和皮肤毒性：手-足综合征（hand-foot syndrome，HFS）是指影响手足皮肤的一系列症状，是靶向药物最常见不良反应之一。与化疗所致的 HFS 发生机制不同的是，靶向药物所致的 HFS 与 VEGF 信号受阻后皮肤修补障碍有关。mTOR 抑制剂依维莫司所致 HFS 相对发生率较低，小分子多靶点酪氨酸激酶抑制剂，如舒尼替尼、索拉非尼所致 HFS 更多见，发生率为 30%~50%。但值得注意的是，培唑帕尼导致 HFS 的发生率不足 5%。HFS 通常双侧发生，表现为局部皮肤触痛与感觉异常，出现红斑、皮疹、瘙痒、水疱、过度角化、皮肤干裂、蜕皮等。皮肤角质层局部增厚，或脂溢性皮炎伴皮肤松垂。通常出现于治疗开始后 3~8 周，且与过敏难以区分。HFS 和皮肤毒性反应应以预防为主。出现 I 级症状（无痛性轻微皮肤改变或皮肤炎症）时，建议在继续保湿、去角质（20%~40% 尿素软膏、6% 水杨酸软膏或含芦荟软膏）的同时，密切观察皮损变化，维持原靶向治疗剂量；若出现 II 级症状（痛性皮肤改变，如剥脱、水疱、出血、水肿等），采取 I 级措施同时，可考虑在出现疼痛的情况下使用含 0.05% 氯倍他索软膏或 2%

利多卡因，必要时进行靶向药物剂量调整；若出现Ⅲ级皮肤症状（重度皮肤改变，伴疼痛，影响个人日常生活），则应中止靶向治疗 1~2 周，必要时请皮肤科会诊，改善皮肤症状，恢复至 0~Ⅰ级后方可考虑恢复靶向药物的使用。

（2）心血管不良事件：①高血压：高血压是靶向治疗最常见的不良反应之一，为血管内皮生长因子或血管内皮生长因子受体抑制剂类药物共同的不良反应。靶向治疗前患者需要了解存在血压升高风险，进行血压监测和记录，并在服用靶向药物期间告知医生高血压病史及同时使用的其他药物，治疗期间将血压控制在 140/90mmHg 以下，最好选用血管紧张素转换酶抑制药（ACEI）或血管紧张素受体阻滞药（ARB）。如患者合并基础高血压，可以考虑 ACEI/ARB 类药物，联合使用利尿药时警惕脱水及电解质紊乱，65 岁以上老年患者可适当放宽标准，收缩压控制在 150mmHg 以内。②心脏毒性：VEGFR 抑制剂引起的心脏不良事件发生率为 2%~10%，包括左室功能不全［表现为左室射血分数（left ventricular ejection fraction，LVEF）下降］、局部缺血、心肌缺血或心肌梗死（myocardial infarction，MI）和 QT 间期延长等。研究分析认为与安慰剂比较，辅助舒尼替尼与索拉非尼治疗与心血管事件没有显著相关性，与靶向治疗的相关性也不确切。③心力衰竭：对无心脏危险因素的患者，应考虑进行基线 LVEF 检测，确定有无心脏危险因素。近期发生过心血管不良事件的患者，应周期性监测生命体征和 LVEF，当发现异常时应立即向心血管专科医生咨询。LVEF 下降在使用 TKI 药物治疗的患者中并不罕见，但其中仅有 9.7% 的患者 LVEF 下降超过 10%，绝大多数患者的 LVEF 下降都在用药的第一个周期出现；可以在密切监测心功能变化的情况下维持的 TKI 药物治疗。如果患者虽未出现充血性心力衰竭的症状但伴有 LVEF 低于 50% 和/或比基线下降 20%，则需中断或减量治疗；如果出现充血性心力衰竭的症状则需终止治疗。

（3）血液学毒性：血液学毒性是指药物对造血系统的损害，表现为中性粒细胞减少、血小板减少和贫血等。这些不良反应可能导致感染、出血和贫血相关的并发症。因此，患者在开始靶向治疗前和治疗期间须定期监测血常规，注意感染症状。若中性粒细胞减少≥Ⅰ级，应给予升白细胞药物直至升至正常水平。对于血小板减少，可采取常规升血小板治疗。患者出现头晕、视物模糊、气促或其他贫血症状时应予以重视，必要时给予维生素 B_{12} 和铁剂。出现Ⅰ级以上血液学毒性时需减少靶向药物剂量。出现Ⅲ/Ⅳ级血液学毒性时应停药，直至血液学毒性降低至基线水平后再重新开始治疗。

（4）胃肠道不良反应：胃肠道不良反应事件包括腹泻、恶心和呕吐等。这些不良反应可能导致脱水、电解质紊乱和营养不良等并发症。因此，临床访视时应注意评估患者体重改变、食欲、伴有的疾病和药物治疗。轻度腹泻可以补充电解质，发生重度腹泻应静脉输液和补充电解质，同时可用洛哌丁胺、地芬诺酯等药物。服用质子泵抑制剂或 H_2 受体拮抗剂可能有利于预防和恶心症状相似的消化不良，但患者在使用阿昔替尼时应避免服用。止吐治疗建议使用多巴胺拮抗剂，如甲氧氯普胺或阿立必利。胃肠道不良反应与饮食习惯有关，建议患者少量多餐，保证足够量的液体摄入，清淡饮食，忌辛辣，避免使用泻药，避免使用高渗食物添加剂。出现Ⅰ级和Ⅱ级胃肠道不良反应时，可继续使用靶向药物，但应注意饮食调节和对症治疗。出现Ⅲ级和Ⅳ级胃肠道不良反应时，应暂停靶向药物的使用，直至症状缓解再重新开始治疗。

（5）甲状腺功能减退或亢进：靶向治疗引起甲状腺功能减退的机制目前仍不明确，可能与淋巴细胞浸润、碘摄取障碍以及抑制甲状腺过氧化酶活性有关。接受靶向治疗的晚期肾癌患者中，有 12%~19% 的人出现甲状腺功能减退，但亦有少数患者会出现甲状腺功能亢进。发生甲状腺功能减退后，给予补充甲状腺激素大部分症状可改善（尤其是疲乏）。因此，推荐靶向治疗期间每 1~2 个月进行 1 次甲状腺相关激素检测。需要定期复查甲状腺功能，建议每个周期治疗开始前和结束时行甲状腺功能检查，注意鉴别疲乏等甲状腺功能减退早期可见的一般症状。出现甲状腺功能减退后，采用甲状腺激素替代治疗，及时咨询内分泌科医生，对激素替代治疗有效的患者无须调整剂量。

（6）蛋白尿：蛋白尿是指尿液中含有过多的蛋白质，主要是由于药物对肾小球滤过屏障的损伤所致。这些不良反应可能导致肾功能下降、水肿、高血压等并发症。因此，患者在开始靶向治疗前和治疗期间需定期监测尿常规和肾功能指标，注意水肿、血压变化等症状。若出现轻度蛋白尿，可继续使用靶向药物，但应加强监测和对症治疗。若出现中度或重度蛋白尿，应暂停靶向药物的使用，并给予利尿剂和降压药物等支持治疗。当蛋白尿消失或减轻后，可考虑以更低剂量的药物重新开始靶向治疗。

14. 靶向治疗后可能出现哪些并发症及意外事件，该如何处置

（1）出血：伴随靶向药物抗血管生成及造血抑制作用的显现，患者用药期间可能会发生突发性出血，包括鼻出血、牙龈出血、胃出血、

脑出血及血尿等情况。给药伊始并无脑转移的患者若发生昏迷等神经系统异常，需考虑脑转移以及脑出血的可能性；当怀疑脑出血时，须立即进行头部 CT 等影像学检查。监测生命体征，动态掌握血液检查（血红蛋白、凝血参数）等检查结果，出现异常时应减量、停药或中止给药并根据需要进行止血、输血等适宜的处置。如果需要处置，需要进行停药处理。

（2）伤口愈合延迟：当出现伤口愈合延迟时，需要在创伤治愈前中止给药并进行适当处置；当需要进行大手术或介入处置（内镜检查等）时，需要根据药物半衰期提前中断靶向治疗（阿昔替尼一般停药 36 小时，舒尼替尼、培唑帕尼、索拉非尼等停药 7 天左右）。对低血压患者的血压进行深度监控；在创伤完全治愈、未发现创伤愈合并发症（愈合延迟、瘘管等）时、小手术 7 天后、大手术 2~3 周后，可以重新进行靶向治疗。

15. 如何对肾癌进行免疫治疗

既往对肾癌应用过继免疫治疗，就是将具有抗肿瘤性能的淋巴细胞，如肿瘤浸润淋巴细胞及树突状细胞，在体外培养增殖增加细胞数后，与一些生物反应调节剂混合，再输入患者体内，以求提高肿瘤的缓解率并延长缓解的时间。但既往这些治疗都未能为肾癌的治疗提供确切的效果。近年来，免疫治疗在晚期肾癌的治疗领域取得了突破性进展。2015 年底，免疫检查点抑制剂获批用于晚期肾癌的二线治疗，使得晚期肾癌的治疗进入免疫治疗时代。晚期肾癌单独靶向治疗的局面被打破，免疫治疗以联合的形式再次成为晚期肾癌的重要治疗方式。用于肾癌免疫治疗的药物主要是抑制程序性死亡受体-1（PD-1）和程序性死亡受体配体 1（PD-L1）的药物，对于一些中高危肾癌患者，靶向药物联合免疫治疗已步入一线治疗的行列。

（苏宇　赵恩阳）

十四、肾癌术后与预后

1. 影响肾癌预后的因素有哪些

肾癌是非常复杂的疾病，不同患者的预后也有所不同。患者对治疗方法的有效应答率决定了患者术后复查方案及治疗方案的制订，临床和病理相关因素是影响肾癌患者术后复发和生存时间的主要因素。目前，术后病理分期，淋巴结转移情况和组织学分级是影响患者预后的主要因素。然而，机体本身的特点与肿瘤的一些特征也与肾癌患者的预后相关联。其他预后相关的临床因素与TNM 分期和组织学分级可以辅助预测肾癌患者的预后。

影响非转移性肾癌预后的因素包括肾癌解剖学方面的因素、组织学方面的因素、临床因素和分子特征。肾癌的解剖特征包括肿瘤大小，肿瘤生长是否浸透肾周筋膜，肾静脉和/或下腔静脉受侵情况，淋巴结的受侵情况等。一般，病理分期高、出现淋巴结转移或远处转移的肾非透明细胞癌患者的预后差，生存期较短。一些研究已经证实肿瘤分期是影响肾癌预后的重要独立因素。肿瘤坏死程度也是局限肾癌预后不良的常见影响因素。临床相关的因素包括患者身体状态、局部症状、精神状态和贫血症状。患者的身体状态评分可以用欧洲肌力功能评定量表（ECOG）或卡式功能状态评分标准（KPS）评分进行评定。患者就诊时有无临床症状同样是判断患者预后的临床因素。分子指标方面，VEGF、Ki-67 及碳酸酐酶等分子表达水平与肾癌患者预后密切相关。

影响局限性肾癌的因素如解剖因素（肿瘤大小、分期，肾周脂肪浸润，静脉受侵等）对于转移性肾癌预后影响不大，判定预后的作用也有限。已有文献报道，转移灶的切除对于转移性肾癌患者的预后有一定的影响。同时，靶向药物的选择，转移灶发现的时间，患者的机体状态，一些血液学指标，如血钙水平、乳酸脱氢酶水平与转移性肾癌患者的预后相关。

总之，TNM 分期及组织学 Fuhrman 分级是局限性肾癌最重要的独立预后影响因素。同时结合其他影响肾癌预后的相关因素，建立预后评分模型，可以更加精确地预测患者的预后，指导患者的复查与后续治疗。

2. 不同病理类型肾癌的预后如何

肾癌的预后最主要由组织学类型、细胞分化程度和分期决定，大多数预后较好。肾癌最常见的病理类型是肾透明细胞癌，其他的病理类型包括乳头状肾细胞癌、肾嫌色细胞癌、肾集合管癌等。肾嫌色细胞癌恶性程度低，预后是最好的；其次是肾透明细胞癌；乳头状肾细胞癌Ⅱ型预后比较差，而Ⅰ型预后比较好；肾集合管癌预后很差。细胞分化程度主要使用 Fuhrman 分级或者 WHO 分级评估，一般Ⅰ~Ⅱ级比较多，预后也比较好；而Ⅲ~Ⅳ级比较少，预后也比较差。分期最常用 TNM 分期，大多数肿瘤分期比较早，预后也比较好，尤其是 T_1 期的肾癌，五年生存率可以达到90%以上；分期晚的预后差，转移性肾癌5年生存率不足10%。

3. 各期肾癌患者如何进行随访

Ⅰ~Ⅱ期：这些患者通常接受保留肾单位的肾部分切除术或根治性肾切除术。术后第一次随访应在4~6周内进行，主要评估手术创口愈合情况和肾功能恢复情况，并进行影像学检查。之后每3~6个月随访一次连续3年，以后每年随访一次。随访期间应注意监测有无复发或转移的迹象，如出现异常应及时进行进一步检查和治疗。

Ⅲ~Ⅳ期：这些患者通常接受根治性肾切除术或姑息性肾切除术，并辅以靶向药物或免疫药物等全身治疗。术后第一次随访应在4~6周内进行，主要评估手术创口愈合情况和全身状态，并进行影像学检查。之后连续2年，每3个月随访一次，第3年每6个月随访一次，以后每年随访一次。随访期间应注意监测有无复发或转移的迹象，以及全身治疗的效果和不良反应，如出现异常应及时调整治疗方案或采取其他措施。

4. 肾癌患者饮食需要注意什么

肿瘤本身和治疗过程对身体都造成额外的消耗，因此健康的饮食和生活方式显得更加重要。患者应当尝试营养均衡的饮食，包括蛋白质、全麦和新鲜果蔬，并控制脂肪，尤其是饱和脂肪酸和反式脂肪酸的摄入。此外，食物中含有的维生素和矿物质可以增强免疫功能，并在肿瘤治疗期间提供能量，患者应摄入富含维生素、矿物质的食物。

5. 肾癌的预后比其他癌症好吗

肾癌手术会提高患者的生存率，5 年生存率可以达到 60%~90%。这种情况下肾癌的预后是比其他癌症好的。一般来说，像肝癌、肺癌的预后是比较差的，5 年生存率很难达到 60%~90%，大多在 40% 左右总体来说，肾癌的预后比其他癌症好。但是肾癌的发生仍要引起大家的重视，患者要积极采取相应的治疗措施。

6. 肾癌患者术后的日常护理包括哪些

（1）进行营养补充：肾癌患者必须有相对充足的营养补充，因为服用的抗癌药物会产生很大的副作用。

（2）保证充足的休息睡眠时间：肾癌患者要调整身体功能，这个时候可通过保证一定的休息睡眠时间来调整自己的身体情况。

7. 晚期肾癌患者的生存率有多少

肾癌在泌尿系恶性肿瘤中预后相对较差，但是在全身恶性肿瘤中，预后相对较好。很多晚期肾癌患者生存期依然比其他恶性肿瘤患者的生存期要长。肾癌预后的判断不是单纯靠医生的主观判断，而是有一定的标准，根据危险因素的数量可以分为低危、中危和高危 3 组。低危：没有危险因素，5 年生存率为 90%；中危：1~2 个危险因素，5 年生存率为 62%；高危：3 个及以上的危险因素，5 年生存率不足 10%。以上只是一个统计的结果，是一个群体概念，危险因素越多，预后相对会越差。

8. 肾癌患者如果出现肾功能不全在饮食上需要注意什么

肾功能不全的患者要精制饮食，除原则上要低蛋白饮食外，应多食淀粉类，以保证足够的能量摄入，要根据水肿的状况确定水、盐的摄入。而且还要切记"五低一高"饮食原则：低盐、低脂、低蛋白、低磷、低钾、高维生素。糖尿病肾病患者要多饮水，保持足够的尿量，应禁食扁豆、菠菜、茶、咖啡、动物内脏等。千万不要吃辛辣、刺激、油腻的食物，忌烟、忌酒。多喝蘑菇汤、酸奶有好处。患者饮食以清淡为主，海鲜也尽量少吃或不吃。总之，肾癌患者在术后应严格要求自己，遵循科学合理的肾癌饮食原则可以更好地辅助治疗，有利于病情的控制。

9. 肾癌术后患者要观察哪些方面的变化

肾癌手术后容易复发。肾癌术后复发的患者，容易有骨、肺转移，但常缺少特异症状。因此，肾癌手术后患者应多注意有无消瘦、贫血、疼痛、咳嗽等非特异症状，并定期进行尿常规、肾功能和胸部 X 线检查。

10. 肾癌患者手术后如何进行饮食护理

肾癌患者手术后初期一般采用特殊途径供给营养，如静脉高营养。待胃肠道功能恢复后，可以先给清流食或流食，逐步过渡到半流食，经过一段时间后再依次过渡到软膳食或普通膳食，以给患者补充足够的蛋白质和维生素。为了促进患者早日康复或尽快接受其他治疗，对肾癌术后肾功能正常的患者原则上给予高蛋白质、高热量和高维生素的营养膳食，如牛羊肉和瘦猪肉、鸡肉、鱼、虾、鸡蛋、豆制品，可以让患者多喝牛奶、藕粉和鲜果汁，以及多吃新鲜的蔬菜水果。

11. 肾癌患者术后需要注意哪些问题

一方面要注意针对肾肿瘤的随访，随访的主要目的是检查是否有复发、转移和新生肿瘤。另一方面要注意术后肾功能的保护和检查，由于大多肾癌手术后患者剩下一个肾脏，所以对这个肾脏要更加关注，出现问题及时发现和治疗。术后随访分几个阶段：第一阶段为术后一周左右，主要询问患者出院后的一般情况，检查伤口的愈合情况，告知术后病理结果及预后情况，讨论进一步的辅助治疗；医保患者需要办大病医保。如果患者伤口干燥，没有特别不适，本次随访可由家属代为就诊。第二阶段为术后 4~6 周，主要评估患者肾脏功能、失血后的恢复状况以及有无手术并发症。对行肾部分切除术的患者进行肾 CT 扫描，了解肾脏形态变化，为今后的复查作对比之用。第三阶段为长期的随访计划。早期肾癌（T_1~T_2）患者每 3~6 个月随访 1 次，连续 3 年，以后每年随访 1 次；中晚期肾癌（T_3~T_4）患者每 3 个月随访 1 次，连续 2 年，第 3 年每 6 个月随访 1 次，以后每年随访 1 次。

12. 术后如何保护肾功能

（1）不乱吃药：许多市售的镇痛药、感冒药和中草药都有肾脏毒性，不要不经医生处方乱吃，对医生处方的抗生素、镇痛药也应知其副作用有哪些。

（2）不暴饮暴食，控制体重，戒烟忌酒：过多蛋白质和盐分摄入会加重肾脏负担。此外，运动饮料含有额外的电解质与盐分，肾病患者需小心这类饮料。烟酒也会加重肾脏负担，特别是吸烟对肿瘤的控制也无好处。

（3）治疗感冒：若反复感冒，或是感冒后出现高血压、水肿，小便有小泡，最好找肾脏科医生进行检查。

（4）适量饮水不憋尿：尿液潴留在膀胱就如同下水道阻塞后容易繁殖细菌一样，细菌会经由输尿管感染肾脏。

（5）控制糖尿病和高血压：肾脏由数百万个微血管球组成，血压、血糖控制不好会造成血管硬化，进而影响肾脏功能。

（6）有尿路结石要及时处理：发现小结石应及早处理，尤其是输尿管结石很容易引起肾积水，长久下来，会造成肾脏损害而不自知。

（7）定期检查：最好每半年做一次尿液和血液肌酐和尿素氮检查，女性怀孕时，肾脏负担会加重，应该监测肾功能，以免由妊娠毒血症发展成尿毒症。

13. 肾癌患者吃什么好

肾癌患者的饮食保健对于治疗肾癌有一定的帮助。有益于肾癌患者的饮食如下：①蘑菇：含多糖类成分，包括香菇、冬菇、平菇、猴头菇等。科学实验证明，蘑菇中的多糖有调节人体免疫功能的作用，可抑制癌细胞生长，减轻癌症患者的症状。②大蒜：性味辛、温，有强烈刺激气味，含有挥发油，主要成分是大蒜素，为一种植物杀菌素，含硫和硒、锗，硒有抑癌的效能，锗可以预防胃癌，有机锗能促进血液循环，诱发体内干扰素，将巨噬细胞诱变为抗癌性巨噬细胞，增强患者对病变细胞的抵抗力。大蒜素能阻止人胃中亚硝胺生成菌的生长，从而减少了亚硝胺的合成，减少了癌症的发生。因此，将大蒜作为防治肾癌的常用食物。③胡萝卜：有健胃脾、助生津及益气补中之功效，对积食疳结有通便化滞之效。富含维生素A原(胡萝卜素)，是"防癌系统"的营养成分。④芦笋：芦笋内含有芳香烃羟化酯，对于多种癌症具有预防作用，也可缓解癌症患者放疗和化疗的副作用。

14. 关于肾癌患者术后锻炼的问题

根治性肾切除术和肾部分切除术后的身体锻炼恢复有很大区别。根治性肾切除术患者术后第二天若无特殊情况即可下床活动，一般遵循"三个五"原则，即床边坐 5 分钟，床边站立 5 分钟，再沿着床边行走 5 分钟，每一个环节都应循序渐进、量力而行。与根治性肾切除术不同，肾部分切除术术后创面仍有出血可能，因此，根据术中情况，患者一般要绝对卧床 3~7 天，1 周后逐渐增加活动量，术后 1 月内严禁身体锻炼如跑步、骑车、长距离行走等，甚至不宜弯腰、提重物和进行重体力家务。但静养不等于绝对卧床不动，长时间卧床不动容易产生下肢静脉血栓。因此，术后 1 个月内可适当进行短距离散步。术后 2~3 个月，可适当增加行走距离，进行有氧运动如打太极拳、做有氧操等，但仍禁止剧烈运动。

15. 肾癌患者术后用药需要注意什么

肾癌对放疗、化疗均不敏感，因此早期肾癌肾部分切除术后不推荐行辅助放化疗。患者可根据自身情况遵医嘱适当用药，比如辅助免疫治疗提高免疫力等。术后也应重视合并症如高血压、糖尿病等的治疗。平时原则上尽量不要多用药，确因疾病需要用药时，建议咨询医生后用药。需注意以下两点：第一，抗生素宜选用肾毒性较小的头孢或青霉素类；第二，不建议随意服用中草药、感冒药、镇痛药等药物，已知一些中药（如含有马兜铃酸成分的关木通等）和西药有可能引起肾损伤。

16. 肾癌患者术后一般多长时间可以恢复体力

目前对于肾癌的治疗多以手术为主，不过手术是一种有创治疗，会消耗人体大量的能量，导致患者身体受损，术后体力也较差，往往需要一定的时间才能恢复。那么，肾癌手术后多久可以恢复体力呢？

肾癌患者手术后恢复体力的时间是因人而异的，每个患者的体质不同，病情的控制程度不同，体力恢复时间也有所差异。一般患者术后 2 个月左右可以恢复体力。虽然无法明确患者术后恢复的具体时间，但一些措施能够促进身体的恢复。术后患者身体较弱，在饮食方面应加强营养，给予患者清淡、易消化、营养丰富的食物，多吃牛奶、鸡蛋、瘦肉、鱼肉以及豆制品等富含蛋白质的食物，补充机体所需的维生素和矿物质，多吃新鲜的蔬菜和水果，如香蕉、苹果、草莓、洋葱、卷心菜等，避免辛辣刺激、烧烤、油腻、霉变食物，以免加重胃肠道的负担，影响患者的进食。在身体条件允许的情况下，患者还应进行适当的锻炼，有助于增强体能，同时也要保持乐观积极的心态，树立战胜病魔的信心。

17. 肾部分切除术后的注意事项

近年来，由于越来越多的小肾癌被发现，肾部分切除术在肾癌手术中所占的比例已经超过了 50%。手术后注意事项包括以下几个方面：

（1）患者术后常规会保留一条导尿管和伤口引流管，导尿管一般在术后第 1 天拔除（少数术后血尿的患者除外），引流管视情况保留 3~5 天，少数患者需要戴引流管出院。

（2）术后饮食：由于肾部分切除术后的患者创面仍有出血风险，术后一般要绝对卧床 3~7 天，1 周后逐渐增加活动量，而术后第 1 天即可少量喝水（有高血压等慢性病的患者术后第 1 天就可以继续吃手术前服用的药物）；肠道通气后（放屁后）可以开始流质饮食（如粥水、汤等）并逐渐过渡到半流饮食（瘦肉稀饭等），术后 1 周左右可以正常吃饭，但注意少吃多餐、多下床活动，避免肠梗阻（以腹胀、呕吐、肛门停止排气排便为表现），术后 1 个月可过渡到术前正常饮食。多吃蔬菜和水果，保持大便通畅，避免便秘。

（3）术后住院时间：术后一般住院 3~5 天，引流管多在住院期间拔除，少量患者需要戴引流管出院，视情况拔除。

（4）拆线时间：拆线一般是在术后 7~10 天（有些腹腔镜手术的患者切口缝线可自动脱落，无须拆线），拆线后如果引流管口闭合可洗澡。

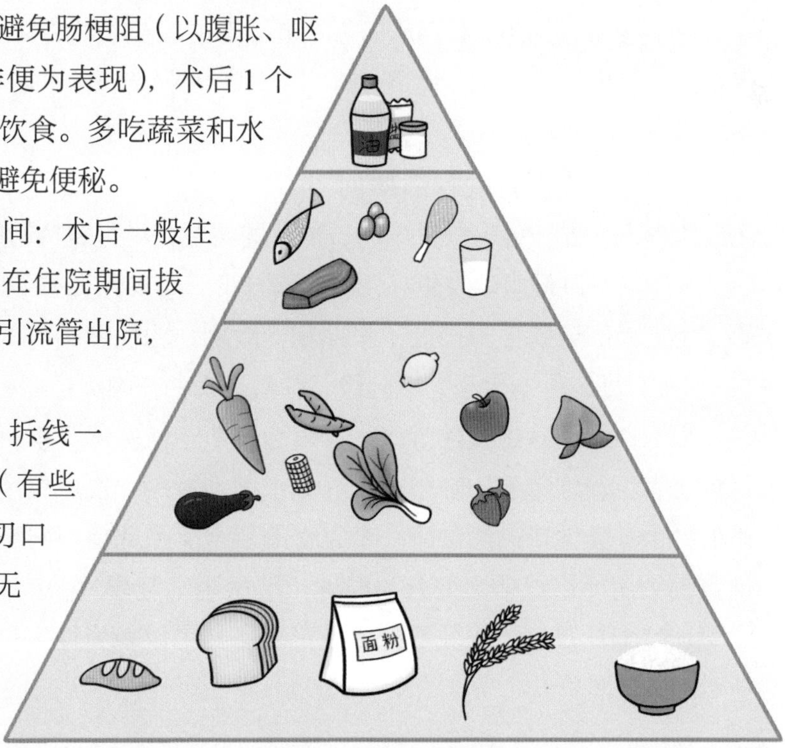

图 39　多吃蔬菜水果

（5）手术后 2 周内以居家静养为主，不建议过多外出活动。术后 2 周到 1 个月，可以适当外出散步，但不能剧烈颠簸，不做剧烈运动。3 个月内不能负重或从事重体力劳动，腰部不能用力前弯后仰。

（6）如有感冒导致剧烈咳嗽，应及时应用药物控制症状。

（7）开放手术伤口周围皮肤可有麻木感或局部腹壁稍膨出，属正常现象，可能与切口处皮肤神经和肌肉的损伤有关。

（8）注意保护肾功能，尽量避免使用对肾功能有损害的药物，高血压、糖尿病患者还要注意血糖、血压的控制。

（9）术后前 3 年，每 3~6 个月定期随访，进行肾功能、胸部 X 线片、超声检查，必要时每半年随访 1 次腹部 CT，以后逐步延长随访时间。

（10）特别注意事项：肾部分切除术后最严重的并发症为出血，在手术后的 3 个月内都可能出现（发生概率很低，小于 3%）。需要及时发现和处理术后出血。术后出血的主要表现是血尿，少量出血仅表现为尿液颜色变红，严重出血者可排出大量鲜红色血块，出血量大时血块填塞于膀胱无法排出，表现为尿急却无法排出。还有部分患者出血时表现为腰腹胀痛，出血量大时会出现头晕眼花等症状。患者一旦出现上述出血症状，应立即与相关医疗机构联系，避免错过最佳处理时机。

18. 囊性肾癌预后如何

囊性肾癌是肾癌的一种特殊类型，具有独特的形态学和组织学特征。肿瘤可以发生坏死、肉瘤样变，可像其他类型的肾癌一样发生转移。事实上，大部分囊性肾癌处于早期和低级别，恶性度相对低，预后较好，其预后与 TNM 分期、肿瘤大小、核分级、肿瘤是否合并肉瘤样变和肿瘤是否有坏死等相关。根治性肾切除是囊性肾癌治疗首选方法，但保留肾单位手术适合大部分囊性肾癌患者。囊性肾癌的临床表现近似于其他肾癌，也可见肉眼血尿，腹部包块及疼痛，由于囊性肾癌通常有一个完整的囊壁，因此出现肉眼血尿的机会较少。囊性肾癌按病理组织学类型分为四种：①透明细胞囊性肾癌；②集合管囊性肾癌；③黏液性囊性肾癌；④乳头状囊性肾癌。其中以多囊性生长者多见。细胞类型以透明细胞癌多见。

19. 青年肾癌患者的预后如何

有研究对某医院 2004—2014 年 10 年中治疗的肾癌患者进行分析，抽取 60 例青年（年龄小于 40 岁）患者，将患者的临床资料和病理资料进行整理，同时随机抽取 60 例同时期的中老年患者作为对照组，对两个研究组的患者进行肿瘤的分期和分级，并进行预后的相互对比。结果显示，青年组术后 4 年的生存率为 53%，中老年组为 68%，术后 4 年的生存率青年组明显低于中老年组。原因可能与青年对于肾癌的重视程度不够有关。由于肾癌具有一定的隐匿性，所以在早期的时候难以发现。从肾癌本身来说，青年发现肾癌的时候往往肾癌的恶性程度较高，预后相对来说较差。想要全面提升青年肾癌的治愈率，就需要全面提升青年对肾癌的正确认识，并尽早发现尽早诊治。

20. 摘除一个肾对身体会有什么影响呢

正常人的身体内有两个肾，但是在一般的情况之下，一个肾就可以胜任全部工作，所以即使摘除一个肾，对于身体也不会有太大的影响，所以患者不用过于担心。但是摘除一个肾脏之后，另外一个肾的负担会有所增大，所以一定要做好相应的护理措施，保护好肾脏的健康，维持肾脏的正常功能，以免剩余的肾脏出现问题，否则会导致肾功能衰竭，从而对身体健康产生非常严重的影响。

摘除一个肾后的注意事项也非常多。虽然摘除一个肾对于身体的影响不大，但也不能掉以轻心，一定要注意日常生活中的护理，以预防另一个肾脏出现问题。患者平时一定要注意调节好自己的情绪，不要产生自卑的心理，也不要有过大的心理负担，应该保持良好的心态，适当进行体育运动，以增强身体素质，提高免疫力，这对于保护身体健康有非常大的帮助。除此之外，患者还要注意饮食的调理，平时应该尽量少吃会增加肾脏负担的食物，以尽量避免肾病的发生。

21. 肾癌大小对于患者的预后有何影响

据国外文献报道，肿瘤直径<3cm 者，45 例中只有 2% 发生转移；肿瘤直径<5cm 者，69 例中有 6% 发生转移；肿瘤直径>5cm 但<10cm 者 56% 发生转移；而肿瘤直径>10cm 者，84 例中 70 例（83%）发生转移。研究同时发现，42 例多发性肿瘤无 1 例生存 3 年以上。另有一组病例，单发肿瘤的 5 年生存率为 54%，10 年生存率为 40%；而多发性肿瘤的 5 年生存率为 50%，

10 年生存率为 20%。亦有人统计肿瘤重量，小于 500g 者，5 年生存率比大于 1 000g 者高 2 倍。

22. 肾癌合并静脉癌栓的预后如何

肾癌的预后与多种因素有关，包括肿瘤的病程、分期，肾周脂肪、腔静脉壁浸润和淋巴结远处转移等情况。有报道无局部淋巴结或远处转移的癌栓，未侵袭腔静脉壁的，癌栓取出后 5 年生存率为 69%，侵袭腔静脉壁的 5 年生存率为 26%。预后不良的原因除局部或远处转移外，还与腔静脉癌栓的类型，癌栓是否侵袭腔静脉壁，以及术中、术后的并发症等因素有关。此外，腔静脉内癌栓切除是否完全也会直接影响患者的生存。总之，肾癌合并静脉内癌栓时，应尽早明确诊断，确定癌栓类型、范围和大小，以选择适当的手术方案，积极予以手术切除或摘除，最大限度地提高肾癌患者的生存率。

23. 肾癌的手术治疗方法对预后有哪些影响

自从根治性肾切除术在临床开展以后，患者的存活率较早期的肾切除术有了显著的提高。在分离患肾前先结扎肾蒂血管，或在手术前先行肾动脉栓塞，以防止手术时癌细胞的播散，对预后影响较大。淋巴结有转移时，可能已有血行转移，因此，淋巴结清扫术能否明显地提高患者生存率，现在尚无定论。

（林相国　耿波　王海平）

十五、肾癌的康复

肾癌康复实际上需要调动医、患、家庭和社会等各个方面的积极性，综合运用西医、中医、心理、营养、身心锻炼、社会支持等措施和技术，从而最大限度地提高肾癌的治愈率，延长患者的生存期，改善患者的生活质量。随着医学科学及相关学科的发展，恶性肿瘤的诊治水平不断提高，癌症患者长期存活甚至治愈的病例越来越多，这些患者在临床治疗时和治疗后，十分有必要进行康复治疗。

1. 肾癌术后康复期需要多长时间

肾癌术后康复是治疗的重要环节，早期肾癌康复的时间一般为1~3个月。肿瘤较大者，手术后需要防止复发和转移，加强门诊和随访是必不可少的。应改变生活方式，包括不吸烟，调整饮食结构和避免肥胖。还需要及时诊治康复期间出现的其他症状。在恢复期还可以通过中医辨证施治进行综合调理。

2. 肾癌切除后还会复发吗

肾癌患者行根治性肾切除术后，由于患侧肾脏已被切除，复发的可能性很低，对侧健康肾脏再得肿瘤的机会和其他正常人是一样的。若肾癌患者做的是保留肾单位的肾肿瘤剜除术或半肾切除术，则存在复发的可能性，这与术中肿瘤是否切除干净，肿瘤边缘的切缘是否有癌组织残留有关，以及与是否存在术前未发现的多发小肿瘤有关。根据国内外文献报告，复发的可能性为10%左右。

3. 肾癌切除术后怎么吃恢复得快

肾癌的发生除与遗传因素相关外，还与饮食习惯、食物构成、食物加工烹饪方法等因素有关。大约30%的癌症与生活习惯，特别是与吸烟、饮酒有关。肾癌术后患者要注意以下几点：①食物多样化：注意食物多样化，以植物性食物为主，包括新鲜的蔬菜、水果，豆类和粗粮等；②控制体重：避免体重过重或过轻，超重或过度肥胖容易导致肾癌的预后变差；③不吃烧焦的食物：烤鱼、烤肉时应避免肉汁烧焦，直接在火上烧烤的鱼、肉及熏肉只能偶尔食用，最好选择煮、蒸、炒的方式烹饪食物；④多吃蔬菜、水果：坚持每天吃 400~800g 各种蔬菜、水果，可降低癌症复发的风险；⑤不吃或少吃腌制食品；⑥不食用霉变的食品；⑦可咨询营养师适当进行食养。

4. 肾癌手术对肾功能会有什么影响

肾脏是人体的重要器官之一，主要工作是生成尿液，类似人体的"净化器"，将血液中的有害物质滤出，生成尿液，还能调节机体的电解质，并具有十分重要的内分泌功能。一个人有 2 个肾脏，其中 1 个肾脏 1/3 的功能就可以满足一个人的日常生理需求。因此，肾切除术后保留的肾脏功能仍然可以满足正常的生理需求。进行保留肾单位手术的患者的肾小球滤过率检查结果显示，切除肾肿瘤后的肾脏功能与术前相比并没有太大的差别。即使进行根治性肾切除术，由于另外一侧肾脏也能维持正常的生理功能，因此不会影响人体的正常生活和工作，术后患者可以和正常人从事一样的工作，参加体力劳动，外出旅游等等。有的患者会有疑问：手术是否会影响夫妻生活？答案也是否定的。肾癌术后患者可以过正常的夫妻生活。

5. 肾癌切除术后会出现肾虚吗

按中医病因来说，肾癌的发生与肾虚有一定的关系，肾癌患者术后可能会出现肾脏功能的减退，可能伴随着一定程度的肾虚，但对肾虚的诊断仍然要基于对患者症状体征详细分析后的辨证论治。一般来说，肾阳虚主要表现为腰膝酸软而痛，畏寒肢冷，尤以下肢为甚，精神萎靡，面色㿠白或黧黑，舌淡胖苔白，脉沉弱；或男子阳痿，女子宫寒不孕；或大便久泄不止，完谷不化，五更泄泻；或浮肿，腰以下为甚，按之没指，甚则腹部胀满，全身肿胀，心悸咳喘。肾阴虚主要表现为腰膝酸痛，眩晕耳鸣，失眠多梦，男子遗精早泄，女子经少经闭，或见崩漏，形体消瘦，潮热盗汗，五心烦热，咽干颧红，溲黄便干，舌红少津，脉细数等。肾精不足证主要表现为男子精少不育，女子经闭不孕，性功能减退；小儿发育迟缓，身材矮小，智力低下和动作迟钝，囟门迟闭，骨骼痿软；成人早衰，发脱齿摇，耳鸣耳聋，健忘恍惚，动作迟缓，足痿无力，精神呆钝等。肾气不固证可表现为神疲耳鸣，腰膝酸软，小便频数而清，或尿后余沥不尽，或遗尿失禁，或夜尿频多；男子滑精早泄，女子白带清稀，胎动易滑，舌淡苔白，脉沉弱等。

6. 肾癌术后有哪些注意事项

肾癌术后患者在生活上有很多需要注意的地方，其中最重要的是以下两点：

（1）保持小便通畅：小便通畅在维持体内水液代谢平衡方面起着关键性的作用。小便代谢障碍会增加肾盂和肾实质发炎的机会，还可引发尿毒症或其他疾病。因此，要积极防治影响排尿功能的疾患。服用某些易结晶的药物，如磺胺类药物，宜多喝水，并同时服用苏打水，从而碱化尿液，以免沉淀结晶。

（2）预防肾脏感染：防止肾脏感染要从两方面入手，一是防止逆行性尿路感染，方法是讲卫生，适当多喝水；二是防止通过血液循环和淋巴循环途径感染肾脏，积极防治上呼吸道感染，皮肤感染，如防治扁桃体炎、龋齿、鼻窦炎、疮疖、皮肤脓肿、结核病等，以免引起肾脏感染。

7. 肾癌术后患者在生活方式方面可以采取哪些保健措施

肾脏的保健主要是在"肾藏精"和"肾主水液"方面的保健，可以从以下几个方面出发：

（1）饮食保健：肾脏本身需要较大量的蛋白质和糖类，有利于肾脏的饮食包括高蛋白、高维生素、低脂肪、低胆固醇、低盐的食物。高脂和高胆固醇饮食易引起肾动脉硬化，使肾脏萎缩变性，高盐饮食影响水液代谢。推荐选用的食品包括瘦肉、鱼类、豆制品、蘑菇、冬瓜、西瓜、绿豆、赤小豆等。另外，适当食用一些碱性食物，可以缓和代谢性酸性产物的刺激，有益肾脏保健。

（2）节欲保精：精为人身三宝之一，保精是强身的重要环节。在未婚之前要防止"手淫"，既婚则需节欲，绝不可放纵性欲。自古就有"强力入房则伤肾"之说。所谓伤肾实由失精过多引起，因此，节欲保精是强肾的重要方法之一。

（3）药物保健：体质虚弱者可根据具体情况在医生的指导下辅以药物保健。肾阳虚者可选用金匮肾气丸、右归丸等，单味药如鹿茸、海马、紫河车、巴戟天、冬虫夏草、核桃肉、肉苁蓉等。肾阴虚者，可选用六味地黄丸、左归丸等，单味药如枸杞子、楮实子、龟、鳖等。阴阳两虚者，可选用全鹿丸、二仙汤等，单味药如何首乌、山药、黑芝麻等。药物保健应做到阴阳协调，不可偏执。

（4）运动保健：积极参加各项运动锻炼，对强肾健身颇为有益。同时，还可结合对肾脏有特殊作用的按摩保健，如腰部按摩法。此外，亦可采用腰部热敷与腹压按摩法。

8. 有没有一些保护肾脏功能的小技巧

中医的推拿按摩（即导引术）具有十分悠久的历史，有一些帮助五脏功能恢复的小技巧，肾癌术后的患者可以考虑采用以下两种方式来保护肾脏的功能，促进损伤的肾功能尽快恢复。

（1）腰部热敷：取仰卧位，用热水袋垫于腰部，仰卧 30~40 分钟，热水袋的温度不宜过高，使腰部有温热感即可，避免烫伤。此法可松弛腰部肌肉，温养肾脏，增加肾血流量，每日可做 1~2 次。

（2）腹压按摩肾脏：取坐位，吸气之后用力憋气 3~5 秒，同时收缩腹肌增加腹部压力，如此反复有节奏地进行锻炼。此法利用腹压的升高和降低来挤压按摩肾脏，对肾脏是一种具有节奏性的冲击，有补肾固精、通经活血之效。

（3）按摩腰部："腰为肾之府"，经常按摩腰部有壮腰强肾之功。《内功图说·分行外功诀》："两手擦热，以鼻吸清气，徐徐从鼻放出，用两热手擦精门（即背下腰软处）"。又有"两手摩擦两肾俞穴，各一百二十次。能生精固阳，除腰痛，稀小便"之说。这些具体描述，可仿效进行。

9. 肾癌术后会转移吗

一般来说，早期肾癌并进行了根治性肾切除术的患者一般不会出现肿瘤的复发或转移。肾癌转移的途径主要有 3 个：①直接蔓延：肾癌发展到一定程度可以直接侵犯并穿透肾周筋膜向局部扩散，浸润邻近组织器官，包括左肾周围的脾脏、胰腺、降结肠、横结肠、小肠和腹主动脉，右肾周围的肝脏、十二指肠、升结肠和下腔静脉，以及后方的肌肉等。下腔静脉内的癌栓是一种特殊的局部侵犯，甚至可能一直向上延续至心房内。②淋巴转移：肾癌细胞可沿淋巴管转移至肾门及腹膜后淋巴结，少数也可转移至纵隔、盆腔及锁骨上淋巴结。③血行转移：血行转移较多见。肾癌细胞侵入血管，最常见的转移部位是骨、肝脏、脑、胸膜、肾上腺等。因此，肾癌患者术后还要注意定期回访，以便早期发现肿瘤复发、转移。

10. 肾癌术后患者生存期有多长

肾癌术后患者生存期长短与肿瘤的临床分期和肿瘤的病理类型密切相关。美国癌症协会对肾癌患者的一项调查显示，I 期患者的 5 年生存率为 75.1%，II 期患者为 62.7%，III 期患者为 38.1%，IV 期患者为 10.9%。

较大的肿瘤比较小的肿瘤预后差，肾癌的大小和肿瘤转移的程度及患者生存率有直接关系。一般来说，大多数肾癌患者早期无症状，在体检时发现肿瘤，得到早期治疗后，术后生存期一般较长。若 5 年内未发生复发转移，大部分患者可以达到长期生存。但对于某些肿瘤患者，一开始肿瘤已侵犯肾盂和肾包膜，或者发现肾癌的同时就发生了肺转移和癌栓等，这部分患者术后生存期则不会太长。

11. 反映肾癌严重程度的指标有哪些

反映肾癌严重程度的指标有解剖因素、组织学因素、临床和分子因素。解剖因素反映在 TNM 分期中，提供了最可靠的信息。此外，复杂性评分，如 R.E.N.A.L. 肾病测量评分等，旨在使肾肿瘤治疗标准化，并有助于治疗策略的比较。组织学因素包括核级、肾癌亚型、肉瘤样特征、微血管浸润、肿瘤坏死和肿瘤集合系统浸润。尽管受观察者内部和观察者之间偏倚的影响，核型等级仍然是一个独立的预后因素。在非转移性肾细胞癌的各个核型中，乳头状肾细胞癌（pRCC）1 型与肾透明细胞癌（ccRCC）和 pRCC 2 型相比，具有较低的死亡风险。已发表的报告表明，bap1 突变肿瘤患者的预后比 pbrm1 突变肿瘤患者更差。16 个基因标记可以预测复发，并在辅助试验中得到验证。这个特征可以在临床环境中引入。

12. 肾癌术后的患者如何调整心态

历代养生家把调养精神作为养生寿老之本法，防病治病之良药，《淮南子》中提到："神清志平，百节皆宁，养性之本也；肥肌肤，充肠腹，供嗜欲，养性之末也。"《素问·上古大真论》言："精神内守，病安从来？"说明"养生贵乎养神"，不懂得养神之重要，单靠饮食营养、药物滋补，是难以达到健康长寿目的的。

（1）肾癌术后的患者要注意调养心神：调养心神包括少私寡欲和养心敛思。少私，是指减少私心杂念；寡欲，是降低对名利和物质的嗜欲。因为私心太重，嗜欲不止，欲望太多，达不到目的，就会产生忧郁、幻想、失望、悲伤、苦闷等不良情绪，从而扰乱清静之神，使心神处于无休止的混乱之中，导致气机紊乱而发病。如果能减少私心、欲望，从实际情况出发，节制对私欲和对名利的奢望，则可减轻不必要的思想负担，使人变得心地坦然，心情舒畅，从而促进身心健康。

养心，即保养心神；敛思，即专心致志，志向专一，排除杂念，驱逐烦恼。这种凝神敛思的养神方法，并非无知、无欲、无理想、无抱负，毫无精神寄托的闲散空虚，因此，它与饱食终日、无所用心是截然不同的。从养生学角度而言，神贵凝而恶乱，思贵敛而恶散。凝神敛思是保持思想清静的良方。

（2）肾癌术后的患者要保持开朗乐观的性格和情绪：培养良好性格的基本原则是，从大处着眼，从具体事情入手，通过自己美好的行为，塑造开朗的性格。首先要认识到不良性格对身心健康的危害，树立正确的人生观，正确对待自己和别人，看问题、处理问题要目光远大，心胸开阔，宽以待人，大度处世，不斤斤计较，不钻牛角尖。科学、合理地安排自己的工作、学习和业余生活，丰富生活内容，陶冶性情。

（3）肾癌术后的患者要保持心理平衡：患者不能总是陷在"为什么是自己得了这个病"的旋涡中，多寻找自己身上的幸运之处，学会自我疏导和开解，培养良好的心理承受能力。

13. 肾癌术后患者的养生保健要注意哪些方面

肾癌术后的患者尤其要注意养生，养生的要点在于顺应天地四时的变化。天地、四时、万物对人的生命活动都产生影响，使人体产生生理或病理的反应。要想在自然界的大系统中求得自身平衡，就要顺应自然规律，利用各种条件为自身服务。顺应自然包括两方面的内容：一是遵循自然界正常的变化规律，二是慎防异常自然变化的影响。

顺应四时气候变化规律，是养生保健的重要环节。如《灵枢·本神》指出："智者之养生也，必顺四时而适寒暑，和喜怒而安居处，节阴阳而调刚柔，如是，则僻邪不至，长生久视。"《吕氏春秋》卷三《季春纪·尽数》亦指出："天生阴阳、寒暑、燥湿、四时之化、万物之变，莫不为利，莫不为害。圣人察阴阳之宜，辨万物之利以便生，故精神安乎形，而年寿得长焉。"这就是说，顺应自然规律并非被动地适应，而是采取积极主动的态度，掌握自然变化的规律，以期防御外邪的侵袭，慎防异常自然变化对健康的影响。中医养生学的"天人相应"观体现了以人为中心的环境观念和生态观念的思想，一方面强调适应自然，另一方面则强调天人相分，突出人的主观能动作用。

14. 肾癌术后患者如何进行随访

肾癌患者术后随访的主要目的是检查肿瘤是否复发、转移和发现新的肿瘤，一般第一次随访可在术后 4~6 周进行，此后可以每 3 个月到半年随访 1 次，随访内容主要有病史询问、体格检查和相关的辅助检查。辅助检查包括血常规和生化的检查，检查肝、肾功能是否异常等，需要关注碱性磷酸酶异常升高或骨转移的症状。进行胸部 X 线片检查，对发现异常的患者进一步行 CT 扫描。进行腹部超声检查或 CT 检查，CT 检查可能需要每 6 个月检查 1 次，连续 2 年，以后视患者的具体情况而定。不同分期的肾癌有着不同的随访时限，一般来说，T_1~T_2 期的患者每 3~6 个月随访 1 次，连续 3 年，以后每年随访 1 次，T_3~T_4 期的患者，应每 3 个月随访一次，连续 2 年，第 3 年每 6 个月随访 1 次，以后每年随访 1 次。

15. 肾癌术后的患者适合哪些锻炼

肾癌术后恢复期的患者可以通过锻炼身体来增强抵抗力，但应该注意选择合理、适度的锻炼方式和强度。总的来说，癌症患者应以静养为主，由于手术创伤，患者的身体受到了严重的损伤，需要一段时间来恢复元气，如果身体恢复情况不够好，患者精神状态不佳，应先以静养为主，床上适当翻身活动，预防血栓，不必盲目锻炼。在体力逐渐恢复时，可以根据自身实际情况选择合理的锻炼方式，可在家人陪同下进行慢走、散步等强度不大的训练，还可以将锻炼融入日常的生活，如下厨、养花、书法、绘画等，既能锻炼身体，又能陶冶情操，有利于身心健康。

肾癌患者体力恢复较好后，可适当进行一些其他方式的体育锻炼，如登山，健身气功如太极拳、八段锦等等，不建议做高强度的体育锻炼，以免体能不足，或出汗过多而伤精耗气。锻炼身体的同时还要锻炼精神，精神健康也是身体健康的一部分，身体锻炼的同时还需要主观精神的配合，调动内心蓄积的快乐和昂扬的精神，使肉体和精神共同参与锻炼的过程，达到身心健康。

16. 肾癌术后的患者能去旅游吗

癌症术后的患者出游有一定的限制性，出于后续治疗和定期随访的需要，以及从术后患者体质虚弱的角度出发，患者更适合待在家里静养，可以在家附近的公园或自然景观区域散步。虽然说有一定的限制性，但并不是说癌症患者或癌症术后的患者就不能出去旅游了，大多数情况下，只要患者身体条件允许，是可以出游的。出游又分为短时间的出游和长期的旅游，短期的出游一般没有什么问题，若预计外出时间过长，需要提前咨询医生，做好出游前的准备，以备不时之需。在游玩方式的选择方面也要量力而行，尽量不要选择体力消耗太大的旅游方式。癌症术后的患者身体功能有一定程度的下降，去极端气候的地方，如青藏高原、沙漠等地方应慎重，并做好应急预案。在外出旅游的过程中，要带好服用的药物，并核对药物种类、数量和服用时间，让家人提醒自己按时服药。游玩过程中，若感觉不适要及时休整，不可硬撑。

17. 肾癌恢复期的患者如何应对季节变化

春夏秋冬交替，四时寒热的变化也会影响人体的健康，肾癌恢复期的患者由于体质较弱，抵抗力下降，可能会更加难以耐受季节的交替变化。《易经·系辞》中说："变通莫大乎四时。"四时阴阳的变化规律，直接影响万物的荣枯生死，人们如果能顺从天气的变化，就能保全"生气"，延年益寿，否则就会生病或夭折。《黄帝内经·素问·四气调神大论》中提到："夫四时阴阳者，万物之根本也。所以圣人春夏养阳，秋冬养阴，以从其根，故与万物沉浮于生长之门。逆其根则伐本，坏其真矣。"简要告诉人们，四时阴阳之气，生长收藏，化育万物，为万物之根本。春夏养阳，秋冬养阴，乃是顺应四时阴阳变化的养生之道的关键。所谓春夏养阳，即养生养长；秋冬养阴，即养收养藏。春夏两季，天气由寒转暖，由暖转暑，是人体阳气生长之时，故应以调养阳气为主；秋冬两季，气候逐渐变凉，是人体阳气收敛，阴精潜藏于内之时，故应以保养阴精为主。

由于肾癌患者适应气候变化的能力相对不足，在天气剧变、出现反常气候之时更容易感邪发病。因此，肾癌患者在因时养护正气的同时，非常有必要对外邪的审识避忌，只有这样，两者相辅相成，才会收到如预期的成效。《黄帝内经·素问·八正神明论》中说："四时者，所以分春秋冬夏之气所在，以时调之也，八正之虚邪而避之勿犯也。"这里的"八正"，又称"八纪"，是指二十四节气中的立春、立夏、立秋、立冬、春分、秋分、夏至、冬至八个节气，是季节气候变化的转折点。天有所变，人有所应，故节气前后，气候变化对人的新陈代谢也有一定影响。体弱多病的人往往在交节时刻感到不适，或者发病甚至死亡。而《素问·阴阳应象大论》中所讲慎避虚邪就是要日常注意八个节气的交替变化，按时作息，合理膳食，适度运动，调畅情绪，防寒保暖。因而，注意季节变化，慎避虚邪也是肾癌恢复期的患者四时养生的一个重要原则。

18. 肾癌患者康复期应该选择什么样的居住环境

传统医学认为，自然环境的优劣，直接影响人的寿命的长短。《黄帝内经·素问·五常政大论》指出："一州之气，生化寿夭不同……高者其气寿，下者其气夭。"意为居住在空气清新、气候寒冷的高山地区的人多长寿；居住在空气污浊、气候炎热的低洼地区的人不益健康。唐代孙思邈《千金翼方》中也提到："山林深远，固是佳境。……背山临水，气候高爽，土地良沃，泉水清美。……地势好，亦居者安。"

肾癌康复期的患者也要注意居住的自然环境的选择。综合古今研究情况，居住的自然环境大致应具备以下几点：洁净而充足的水源，新鲜的空气，充沛的阳光，良好的植被以及幽静秀丽的景观等。适宜的自然环境不仅可以满足人类基本的物质生活需求，还能适应肾癌患者特殊的心理需求。

19. 肾癌康复期患者的室内居住环境有哪些注意事项

肾癌手术后，患者需要注意康复期的护理和生活方式，以促进伤口愈合，预防感染，保护肾功能，提高生活质量。以下是一些关于肾癌康复期患者的室内居住环境注意事项的科普知识：

保持室内空气清新，避免吸入有害物质。肾癌患者应该禁烟忌酒，远离二手烟和空气污染，因为这些都会刺激呼吸道，影响免疫系统，增加肿瘤复发和转移的风险。室内应该经常开窗通风，保持空气流通，也可以使用空气净化器或者放置一些绿色植物来改善室内空气质量。

调节室内温度和湿度，避免过冷过热。肾癌患者的体温调节能力可能会下降，容易感觉冷或热。因此，室内温度应该适中，不要过高或过低，一般保持在18~24℃之间为宜。同时，室内湿度也要适当，不要过干或过湿，一般保持在40%~60%之间为好。可以使用空调、暖气、加湿器等设备来调节室内温湿度，也要注意避免直接吹风或受冷。

保持室内清洁卫生，避免感染。肾癌患者的抵抗力可能会降低，容易感染细菌、病毒等致病微生物。因此，室内应该定期打扫清洁，消毒地面、家具、床单、被褥等物品，减少灰尘和细菌的滋生。同时，患者也要注意个人卫生，勤洗手、洗澡、换洗衣物等，尽量避免接触有感染风险的人或物。

选择舒适安全的家具和用品，避免摔倒或受伤。肾癌患者的身体状况可能会较差，容易出现贫血、乏力、头晕等症状。因此，室内应该选择舒适安全的家具和用品，比如软硬适中的床垫、枕头、被子等，以及防滑、防撞的地毯、拐杖、扶手等。同时，患者也要注意走路时稳住重心，避免摔倒或受伤。

营造轻松愉快的氛围，避免压力和抑郁。肾癌患者的心理状态可能会受到影响，容易出现焦虑、恐惧、抑郁等情绪。因此，室内应该营造轻松愉快的氛围，比如选择柔和的灯光、音乐、香氛等，以及喜欢的书籍、电影、游戏等。同时，患者也要积极与家人、朋友、医生等沟通交流，寻求支持和帮助，释放压力和负面情绪。

20. 肾癌康复期患者应该怎样注意作息

《素问·上古天真论》说："饮食有节，起居有常，不妄作劳，故能形与神俱，而尽终其天年，度百岁乃去。"可见，自古以来，我国人民就非常重视起居有常对人体的保健作用。肾癌患者更加要注意起居作息对身体健康的影响。肾和肾上腺的内分泌功能具有一定的时间节律，因此，肾癌患者的起卧休息要与自然界阴阳消长的变化规律相适应，例如，平旦之时阳气从阴始生，到日中之时，阳气最盛，黄昏时分则阳气渐虚而阴气渐长，深夜之时阴气最为隆盛。故应在白昼阳气隆盛之时从事日常活动，而到夜晚阳气衰微的时候，就要安卧休息，也就是古人所说的"日出而作，日入而息"，这样可以起到保持阴阳运动平衡协调的作用。规律的生活作息能使大脑皮层在机体内的调节活动形成有节律的条件反射，培养规律生活习惯的最好方法是主动地安排合理的生活作息制度，做到每日定时睡眠、定时起床、定时用餐、定时工作学习、定时锻炼身体、定时排大便、定期洗澡等。

21. 肾癌康复期患者如何保持小便清利

肾脏的主要功能是生成尿液，小便的情况也能反映出肾脏的情况，因此，肾癌患者康复期要特别注意观察小便的情况，尤其关注小便的量、色、质。中医认为，肾主水，水液代谢以通畅和调为顺，不可滞留，故《黄帝内经·素问·经脉别论》有"通调水道"之说。清代曹廷栋在《老老恒言》中提出了重在饮食调摄的四个要点："食少化速，则清浊易分，一也；薄滋味，无粘腻，则渗泄不滞，二也；食久然后饮，胃空虚则水不归脾，气达膀胱，三也；且饮必待渴，乘微燥以清化源，则水以济火，下输倍捷，四也。所谓通调水道，如是而已。如但犹不通调，则为病。然病能如是通调，亦以渐而愈。"简单概括为饮食要有所节制，不能过饱；饮食要清淡，不能口味过重，也不能过于粘腻；喝水要避开饭后，尽量选择不饥不饱或者空腹的时候再喝水；喝水尽量等到微微口渴时再喝。由此可见，正确调摄饮食，做到少食、素食、食久后饮、渴而才饮等，是保证小便清利的重要方法。此外，情绪、房事、运动对小便的清利也有一定的影响，因此还要保持情绪乐观，节制房事和进行适当的运动锻炼。还可以使用按摩腰部的锻炼方法保持小便通利，"两手擦热，以鼻吸清气，徐徐从鼻放出，用两热手擦精门（即背下腰软处）"，又"两手摩擦两肾俞穴，各一百二十次。能生精固阳，除腰痛，稀小便。"可在晚上就寝前和早晨起床时进行练习。此法有强腰壮肾之功，有助于通调水道。

22. 肾癌康复期患者小便时有哪些注意事项

排尿是肾与膀胱气化功能的表现，是一种生理反应。憋尿会影响身体健康，肾癌康复期的患者千万不要憋尿，有尿时要及时将尿排出，否则会损伤肾与膀胱之气，引起病变。男子排尿时的姿势也有宜忌。《千金要方·道林养性》说："凡人饥欲坐小便，若饱则立小便，慎之无病。"现代医学中有一种"排尿性晕厥"，即在排尿时由于血管舒张和收缩障碍造成大脑一时供血不足而致的突然晕倒的病症。导致排尿性晕厥发生的原因很多，但有时与体位突然改变、排尿时屏气用力过度有一定关系。

另外，由于女性尿道比较短，女性容易发生尿路感染而上行传播到肾，因此，女性患者在日常生活中一定要注意小便的环境和方式，并且保持每日做好会阴部的清洁。

23. 肾癌康复期患者可以施行保健灸吗

保健灸法，流传已久。《扁鹊心书》中即指出："人于无病时，常灸关元、气海、命门、中脘，虽未得长生，亦可得百余岁矣。"古代养生家在运用灸法进行养生方面已有丰富的实践经验。时至今日，保健灸仍是广大群众所喜爱的行之有效的养生方法。肾癌康复期的患者也可以适当地施行保健灸，以温通经脉，行气活血，培补先天、后天，和调阴阳，从而达到强身、防病、抗衰老的目的。但保健灸也有一些禁忌证需要注意，肾癌康复期患者合并外感疾病（即感冒）或热性疾病时，或阴相对不足处于阴虚阳亢的状态时，不适宜使用保健灸治疗，一方面灸法会助长人体内的火热邪气，可能会加重病情，在外感疾病时使用灸法，还可能造成"闭门留寇"，使外感的邪气入里，化生出其他更严重的疾病。

　　保健灸的方法有很多，适合日常在家中使用的主要是艾条灸。根据体质情况及所需的养生要求选好穴位，将点燃的艾条或艾炷对准穴位，使局部感到温和的热力，以感觉温热舒适并能耐受为度。老年患者由于体表皮肤感觉功能减退，对热的感觉可能会迟钝一些，这种情况下应注意控制施行艾灸的时长，以免烫伤。对艾灸后皮肤起水疱的处理也要注意尽量不要污染，小的水疱可任其自行吸收，较大的水疱建议前往医院进行处理，由医务人员刺破后用无菌棉签挤出水疱内的液体，并使用碘伏棉签消毒，以免感染。

24. 肾癌康复期患者可以行房事吗

　　一般来说，患病期间，人体正气全力以赴与邪气作斗争，若病中行房，必然损伤正气，加重病情，导致不良后果。病中行房受孕，对母体健康和胎儿的发育危害更大。《千金要方·养性序》指出："疾病而媾精，精气薄恶，血脉不充，既出胞脏……胞伤孩病而脆，未及坚刚，复纵情欲，重重相生，病病相孕。"意思是说，如果带着病去同房的话，会伤害到胞脏，也就是生育器官，生的孩子容易得病，体质弱。这从遗传学的观点说明了病中行房受孕，胎儿易患遗传性疾病，而且"重重相生，病病相孕"，代代相因，贻害无穷。病后康复阶段，精虚气虚，元气未复，亟须静心休养，若反而行房耗精，使正气更难复元，轻者旧疾复发，重者甚或丧命。《千金要方·伤寒劳复》指出："病新瘥，未满百日、气力未平复，而以房室者，略无不死……近者有一士大夫，小得伤寒，瘥已十余日，能乘马行来，自谓平复，以房室，即小腹急痛，手足拘挛而死。"这就突出说明了病后房事的严重危害性。现代医学证明，适度而和谐的性生活可给男女双方带来好处。有些慢性病患者，也非一概不能行房事，但绝不可多欲。例如，结核病、肝脏病、肾病等慢性病患者，房事过度可促使旧病复发或恶化。一定要视病之轻重，适量掌握。凡病情较重，体质又弱者，应严格禁欲。因此，肾癌患者即使已经康复，由于有过损伤，肾气仍然是相对薄弱的，故在房事上应当节欲，恢复期体质不佳的患者，尤其应当禁欲，以保养正气。

25. 肾癌患者的中药康复治疗应该怎么做

中医中药整体治疗可以在肾癌患者康复期的治疗中发挥作用，提高患者的免疫力，调节患者内分泌功能，促进患者的机体康复，延长患者生存期，提高患者生命质量。肾藏精，为人体先天之本，脾主运化，为人体后天之本，先天和后天可以相互促进，滋养补充。肾癌的发病是一个渐进的过程，时间一久就容易引起脾肾的损伤，故补益脾肾，扶助正气，有利于正气的恢复和抗邪，对手术和放化疗都有一定的辅助治疗作用。健脾补肾的中药有党参、白术、茯苓、何首乌、山茱萸、枸杞、紫河车等。肾癌的发生和发展，肾虚是关键。现代医学研究表明，肾虚往往表现为免疫功能低下，内分泌功能紊乱等。以六味地黄丸为代表的补益脾肾的中药可以调节内分泌功能，恢复下丘脑-垂体-性腺轴等内分泌腺体的功能，调节促进垂体的肾上腺皮质激素的合成与分泌，提高机体的免疫功能。预防骨转移治疗，方用无比山药丸、知柏地黄丸加减，中药西洋参、三七、炮山甲、炙龟板、炙鳖甲、灵芝、黄芪、虫草等；预防肺转移治疗，方用百合固金汤、沙参麦冬汤加减，中药紫河车、百合、太子参、沙参、麦冬、虫草、黄精等；预防肝转移治疗，方用柴胡疏肝散、逍遥散、二至丸加减，中药白芍、川楝子、女贞子、墨旱莲、山茱萸、桑椹、枸杞等，综合调理，发挥抑癌抗癌、防转移、防复发的作用。

26. 肾癌康复期的患者应如何注意调整睡眠

肾癌康复期患者的睡眠情况也会影响患者的健康状况。睡眠是高等脊椎动物周期性出现的一种自发的和可逆的静息状态，表现为人体对外界刺激的反应性降低和意识的暂时中断，睡眠是每人每天都需要的，正常的良好睡眠可调节生理功能，维持神经系统的平衡，是生命中重要的一环。睡眠往往是一种无意识的愉快状态，处在睡眠状态的人肌肉放松，神经反射减弱，体温下降，心率减慢，血压轻度下降，新陈代谢速度减慢，胃肠道的蠕动也明显减弱。

人一般每天需要 8 小时以上的高质量的睡眠。不同的环境、季节的变化影响睡眠的调整。一般认为，春夏宜晚睡早起（每天需睡 5~7 小时），秋季宜早睡早起（每天需睡 7~8 小时），冬季宜早睡晚起（每天需睡 8~9 小时），如此以合四时生长和收藏规律。阳光充足的日子一般人睡眠时间短，气候恶劣的天气里一般人的睡眠时间长。

实际生活中，较高质量的睡眠可用以下标准衡量：①入睡快：上床后 5~15 分钟进入睡眠状态；②睡眠深：睡中呼吸匀长，无鼾声，不易惊醒；③无起夜：睡中梦少，无梦惊现象，很少起夜；④起床快：早晨醒来身体轻盈，精神好；⑤白天头脑清晰，工作效率高，不困倦。一般说来，睡眠质量高，则睡眠时间可以少些。

27. 为什么提倡睡子午觉

子午觉是古人睡眠养生法之一，即是每天于子时、午时入睡，以达颐养天年的目的。中医认为，子午之时，阴阳交接，极盛及衰，体内气血阴阳极不平衡，必欲静卧，以候气复。现代研究也发现，0点~4点，机体各器官功能降至最低，中午12点~1点，是人体交感神经最疲劳的时间，因此子午睡眠的质量和效率都高，符合养生道理。统计表明，老年人睡子午觉可降低心、脑血管病的发病率，有防病保健意义。

（王宏磊　邓楹君）

十六、如何护理肾癌患者

肾癌是一种常见的泌尿系肿瘤，在微创技术不断进步的背景下，肾癌的治疗从既往的开刀手术发展到现在的腹腔镜及机器人辅助下的微创治疗，随着人们健康意识的提高，越来越多的肾癌患者能够被尽早地发现。20世纪90年代快速康复外科的概念被首次提出，这不仅更新了医护人员对于围手术期康复的理解，更减轻了患者的痛苦，无论患者是手术还是非手术治疗。人们对肾癌的关注也不仅仅在于诊疗的过程，更希望了解肾癌相关的护理知识，以便为患者提供更好的帮助。

（一）术前护理

1. 手术前需要检查哪些内容

患者收入院以后，一般要检查体温、血压、心肺功能、肝功能及全身情况，包括进行采血化验、心电图检查、超声检查、肺CT及泌尿系的造影检查等，总体评估患者是否能够耐受手术。如果患者准备进行一侧根治性肾切除术，还要做比较重要的放射性核素计算机断层显像（ECT）检查，以了解对侧肾脏的功能情况。

2. 手术前患者要做哪些准备

（1）患者首先要做好个人卫生的准备，尽量多接触新鲜空气，床单、被褥、贴身衣物要定期清洗。另外，由于患者可能洗澡不方便，尽量每天都用温水洗脸，可以用温湿的毛巾擦拭身体。

（2）患者在住院期间一定要戒烟。患者在手术后由于受到麻醉药物的影响以及胃管的影响，呼吸道分泌物增多，患者因伤口疼痛无力咳痰，分泌物不易排出，易出现肺部感染，吸烟患者术后发生肺部感染的风险更高。另外，多数长期吸烟的患者有不同程度的慢性气管炎症状，对冷、热及较强异味刺激均比不吸烟者敏感，易出现刺激性咳嗽，但这种咳嗽与护士帮患者排痰的咳嗽截然不同，频繁的

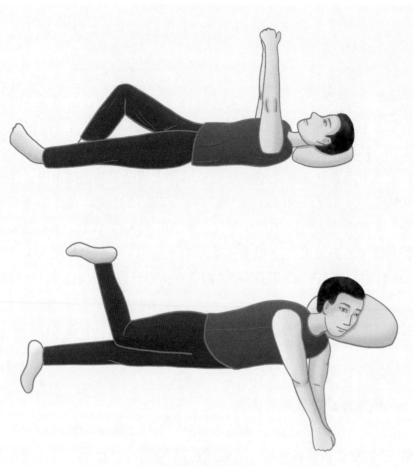

图 40 翻身方法

刺激性咳嗽可使腹部肌肉震动，牵扯手术伤口，引起疼痛。剧烈的咳嗽还会使伤口张力增大，影响愈合，甚至导致伤口裂开。因此，对于需要接受手术治疗的吸烟患者来说，术前戒烟尤为重要。

（3）了解床上翻身的方法。在手术前患者需要了解术后翻身的方法，这样可以使患者在术后学会正确的自我翻身，避免翻身不当引起的其他问题。当然，术后家属也需要协助患者进行正确的翻身和体位调整。患者自己向健侧（非手术的一边）进行翻身的方法：患者仰卧位，双手叉握，向上伸展上肢，左右摆动，幅度稍大，当摆至健侧时，顺势将身体翻向健侧。

（4）手术前护士还会为患者进行皮肤准备，将会阴部和手术区域的毛发去除，这样可以降低术后切口感染的发生风险，当然在手术时还会有皮肤的清洁及消毒等措施。

3. 手术前为什么要进行肺部锻炼

术前呼吸功能锻炼能增强肺通气、提高呼吸肌功能，促进痰液排出，减少肺不张的发生。锻炼时要结合各方面因素，选用适宜的自我锻炼方法，量力而行，循序渐进。呼吸功能的锻炼包括缩唇呼吸训练、腹式呼吸训练和呼吸肌训练3种方法：

（1）缩唇呼吸训练：患者取端坐位，双手扶膝，口唇缩成吹口哨状。吸气时让气体从鼻孔进入，每次吸气后不要急于将气体呼出，宜稍屏气片刻再行缩唇呼气；呼气时缩拢口唇呈吹口哨状，使气体通过缩窄的口型徐徐将肺内气体轻轻吹出，每次呼气持续4~6秒。吸气和呼气时间为1：2。每天练习3~4次，每次15~30分钟。

（2）腹式呼吸训练：指强调膈肌呼吸为主的方法，以改善异常呼吸模式，提高膈肌的收缩能力和收缩效率，使患者的胸式呼吸变为腹式呼吸。可运用腹式呼吸+缩唇呼吸训练。

患者可取卧位或坐位（前倾依靠位），也可采用前倾站位。患者正常呼吸，尽量放松身体。先闭口用鼻深吸气，此时腹部隆起，使膈肌尽量下移，吸气至不能再吸时稍屏息2~3秒（熟练后可适当逐渐延长至5~10秒），然后缩唇缓慢呼气，腹部尽量回收，缓缓吹气达4~6秒。同时双手逐渐向腹部加压，促进横膈上移；也可将两手置于肋弓，在呼气时加压以缩小胸廓，促进气体排出。

呼吸要深而缓，要求呼气时间是吸气时间的2~3倍。深呼吸训练的频率为每分钟8~10次，持续3~5分钟，每天数次，熟练后增加训练次数和时间。

（3）呼吸肌训练

1）吸气阻力训练：患者持手握式阻力训练器吸气。训练器有各种不同直径的管子，不同直径的管子在吸气时气流的阻力不同，管径愈窄则阻力愈大。在患者可接受的前提下，首先选取管径较粗的管子进行吸气训练，开始每次训练3~5分钟，每天3~5次，以后训练时间可逐步增加至每次20~30分钟。

2）呼气肌训练

a 腹肌训练：患者取仰卧位，上腹部放置1~2kg的沙袋，吸气时肩部和胸部保持不动并尽力挺腹，呼气时腹部内陷。仰卧位下做双下肢屈髋屈膝，两膝尽量贴近胸壁的训练，以增强腹肌力量。

b 吹蜡烛法：将点燃的蜡烛放在口前15~20cm处，吸气后用力吹蜡烛，使蜡烛火焰飘动，每次训练3~5分钟，休息数分钟，再反复进行。

4. 手术前需要留置导尿管吗

手术前需要留置导尿管。如果不留置导尿管患者术后会出现尿潴留，尿潴留是指患者有尿意，下腹部憋胀，但不能自行排尿的情况。引起术后尿潴留的原因比较多，如麻醉可以抑制、影响排尿中枢，引起尿潴留。留置导尿是大手术前的一项必要和重要的护理措施，术中可以通过观察尿量及时了解肾脏的功能，以此决定输液速度、输液量，术后可以防止尿潴留。为了减轻留置导尿管时的不适感和疼痛，现在多采用麻醉后留置导尿管。有研究表明，麻醉状态下置入导尿管，患者的血压、心率变化不大，插导尿管时患者无不适，而清醒状态下插导尿管时患者大多感觉不适、疼痛。清醒状态下行导尿管置入的患者，可出现膀胱痉挛和尿道口疼痛，这种刺激和疼痛能引起患者强烈的应激反应；再加之患者精神紧张，对导尿存在害羞、恐惧、怕痛和焦虑心理，从而引发交感神经兴奋，最终导致血流动力学改变，如心率加快、血压升高等。而全身麻醉可使患者意识消失、肌肉松弛及神经反射迟钝，从而使患者对各种刺激敏感度下降，同时缓解了患者紧张、焦虑及恐惧的心理，消除留置导尿管引起的疼痛不适，使患者心率、血压及呼吸平稳。

5. 肾癌手术采取什么麻醉方式

现在肾癌手术基本采用全身麻醉（简称"全麻"）的方式进行。这主要是由于全麻药物的更新换代、气管插管器械或设备的更新以及麻醉师业务水平的提高，使得全麻手术的安全系数得到了明显提高；全麻肌肉松弛效果好，便于手术操作；最为重要的是，全麻手术可以避免患者在手术中的恐惧心理。此外，肾癌手术中可能会发生胸膜损伤，全麻气管插管的情况下便于胸膜修补，麻醉机维持正压呼吸也可避免突然气胸严重影响患者的心肺功能，而不利于手术进行。

6. 手术前的肠道准备都有哪些

手术前患者需彻底清除滞留在肠道中的粪便等内容物，保证肠道清洁度，减少肠道内的细菌数量，便于术中操作及减少术后并发症。在肾癌的手术中，术前胃肠道准备的具体方法有以下 2 种：

（1）患者在术前的 2~3 天可以采取少渣饮食，手术前 1 天采取流质饮食，术前 12 小时开始禁食，术前 4 小时开始禁水，以防止麻醉或手术过程中的呕吐造成窒息或吸入性肺炎，必要时可留置胃管进行胃肠减压。

（2）一般性手术，手术前1天应用肥皂水灌肠。灌肠是术前准备的重要内容，主要是指由肛门经过直肠灌入液体，将粪便软化，刺激肠蠕动，促进结肠中的粪便彻底清除。

7. 少渣饮食和流质饮食有哪些

少渣的食物主要是指一些膳食纤维含量低的食物，这类食物比较容易被人体消化和吸收，能够减少对肠胃的刺激和影响，能够预防梗阻的出现，同时也能够减慢胃肠的蠕动，减少粪便的排量，主要包括精细米面制作食物，如粥、烂饭、面包、软面条、饼干，切碎制成的软烂的嫩肉（如鸡肉、鱼肉）、动物内脏等，豆浆、豆腐脑，奶类、蛋类，菜汁，去皮制软的瓜类、西红柿、胡萝卜、土豆等。流质饮食食物呈液体状态，比半流质饮食更易于吞咽和消化，无刺激性，主要包括：稠米汤、藕粉、杏仁茶、过箩麦片粥；蒸蛋羹、蛋花汤、肉汤冲鸡蛋、牛奶冲鸡蛋；牛奶及各种奶制品，如奶酪、杏仁豆腐、酸奶、可可牛奶、牛奶冲藕粉；豆浆、过箩豆汤；菜水、过箩菜汤、西红柿汁；鲜果汁、煮果子水、果茶、果冻；清鸡汤、清肉汤、肝汤等。

（二）术后护理

做好患者的术后护理尤为重要，正确的护理方式可以减少并发症、减轻患者痛苦及缩短住院天数。

1. 生命体征的信号有哪些

生命体征是机体发出的信号，提示我们注意机体是否处于异常状态，再通过结合其他的症状和相应的检查进行准确判断。

患者术后回到病房，由护士为其进行生命体征的监测，观察脉搏、血压、血氧、呼吸、体温和意识状态的变化，并在患者麻醉清醒后询问患者有何不适感，如恶心、呕吐、疼痛、憋尿感等。

2. 术后的管路有哪些

肾癌患者在术后会有以下管路：输液管路、导尿管、引流管。输液管路常规为留置针输液，也会根据术中的情况进行深静脉置管，这样可以保证术后药物与营养液的及时补充，同时减少反复穿刺带来的不适，保护血管。患者一般在麻醉后进行留置尿管，术后尿袋的悬挂要低于膀胱的位置，避免尿液回流引发尿路感染。还要注意集尿的情况，比如是否有尿液排出及排出尿液的颜色。若术后无尿或排出大量血性尿液则须与医生联系。引流管是术毕在创口所置的胶皮管，目的为引出残存的血液促进恢复。引流袋的悬挂需要低于创口，一般引流量小于 100ml/h，通过对引流液的观察可以判断是否有活动性出血和肾脏出血（肾部分切除的患者）。无论哪种管路都应妥善固定并保持通畅。

3. 术后什么时候能下地

患者在术后 6 小时为去枕仰平卧，行根治性肾切除术的患者 6 小时后可适度地翻身、枕枕头、半卧位（床摇高置于 30°即可），以利于患者的呼吸，并促进充分引流；根治性肾切除患者术后第二天可在床上进行适量活动，术后第三天以后可以在协助下离床活动。行微创肾部分切除术的患者需要注意适量延长卧床的时间，避免引发肾出血。无论是何种手术，患者术后都要做到"三宜原则"，即宜轻、宜缓、宜慢。术后早期活动可以促进患者的血液循环与胃肠蠕动，增进食欲，对患者康复有非常重要的意义，活动量以不引起不适为宜。

4. 为什么要注意术后的皮肤护理

患者术后住院期间发生压疮的概率最高，不光给患者带来痛苦，也增加了住院费用，所以，在术后保护好皮肤非常重要。

术后患者的皮肤护理需要注意"四防两无六勤"，"四防"即防压、防潮、防烫、防摩擦，"两无"即身下无褶皱、床上无异物，"六勤"即勤观察、勤翻身、勤按摩、勤擦洗、勤整理、勤更换。

平卧位时每 2 小时给予一次受压部位的按摩，如肩胛（背部）、骶尾、足跟等骨头凸起的部位，使之处于空虚位，易发生压疮的患者应卧气垫床并在骨隆突处和受压局部垫海绵圈，或在身体空虚处垫软枕海绵垫等；患者取半卧位时，注意防止身体下滑，可在患者大腿下垫软枕。患者使用便盆时，应协助患者抬高臀部，不可硬推、硬拉，可在便盆上垫软纸。移动患者时不要用力拖拽，按摩也不宜用力过猛，但要位置准确，意在缓解局部皮肤的压力，促进受压部位的血液循环。值得注意的是，在临床上骶尾部压疮的发生率最高。

同时注意皮肤及与皮肤接触的床单应干爽洁净，并且保持床单位平整无皱、无渣屑、无异物。对大小便失禁、出汗及分泌物多的患者应及时洗净，不可让患者直接卧于橡胶单或塑料单上，因其可影响汗液蒸发，致使皮肤受热潮湿。对于术后低体温的患者，注意保温的同时应避免过热造成烫伤。

5. 术后怎么吃

由于麻醉的原因，术后常采取禁食水的原则，患者排气（放屁）后由流质饮食过渡为普食。流质饮食包括稠米汤、藕粉、蒸蛋羹、蛋花汤、肉汤冲鸡蛋等，尽量避免食用产气及不易消化的食物，若无不适，次日可进半流食如烂面条、疙瘩汤、小馄饨、馒头等，然后再进普食。进食的原则为少食多餐、营养丰富，建议每天 5~6 餐，以免引起腹胀或胃肠道的不适。如术后患者留置鼻胃管则应禁食，给予肠内营养补充。禁食期间需要保持口腔卫生，如做口腔护理或用生理盐水漱口等，避免口腔真菌感染。

患者在排气后即可饮水，水肿患者及高血压患者应限盐，限制蛋白质食物的摄入量，少饮水。肾功能正常，无并发高血压、水肿者，应多饮水，每日入量 2 000~3 000ml（4~6 瓶矿泉水），达到自身内部冲洗的目的，同时也可降低留置尿管期间尿路感染的发生风险。

6. 小心静脉血栓悄然而至

有的患者术后特别地"小心"，一点都不敢动，有的患者因为上了年纪或行动不便而卧床。在平卧的时候下肢血流较慢，血栓就悄悄地产生了。术后既不能马上下床又怕血栓找上门，该怎么办呢？

术后可以通过进行踝泵运动预防血栓，起到泵一样的作用，促进下肢的血液循环和淋巴回流。踝泵运动包括踝关节的屈伸动作和绕环动作，对于卧床及手术之后患者的功能恢复起着至关重要的作用。

屈伸动作：患者可以躺或坐在床上，下肢伸展，大腿放松，缓缓勾起脚尖，尽力使脚尖朝向自己，至最大限度时保持 10 秒，然后脚尖缓缓下压，至最大限度时保持 10 秒，放松，这样一组动作完成。稍休息后可再次进行下一组动作。反复地屈伸踝关节，最好每次练习 5 分钟，一天练 5~8 次。

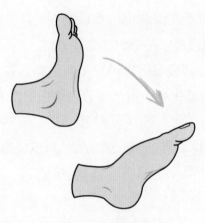

图 41　屈伸动作

　　绕环动作：患者可以躺或坐在床上，下肢伸展，大腿放松，以踝关节为中心，脚趾作360°绕环，尽力保持动作幅度最大。绕环可以使更多的肌肉得到运动。可顺时针和逆时针交替进行。

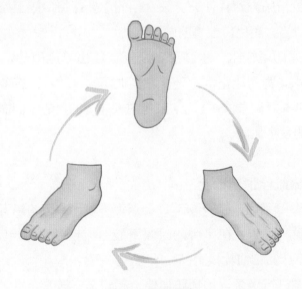

图 42　绕环动作

　　有些情况需要注意：由于手术后的长时间静卧，血液循环不畅，肌肉、肌腱会有不同程度的萎缩，绕环动作的幅度会受限，患者甚至出现痛感。如果体力不够，或疼痛剧烈，只做屈伸动作效果也不错。疼痛缓解后，增加绕环动作。刚开始训练时用力要循序渐进，逐渐适应后再增加强度。训练中如感觉疼痛难忍，可缩短训练的时间及减少训练的次数。

7. 身上的管路什么时候能拔

对于手术的患者来说，拔掉身上的管路就意味着离康复又进了一步，但是拔管的恰当时机是什么？

导尿管一般在术后 3 天左右拔除，但拔管前需要了解患者的尿量和颜色是否为正常，拔管后观察患者是否可以正常排尿，如诱导排尿无效须再行留置导尿管。

引流管一般在 3 天左右引流量少或无引流液引出后拔除，发生出血的患者则需根据引流量的多少来确定拔管的时间。

8. 术后疼痛怎么办

手术后的疼痛刺激会对各系统均产生不良影响，延缓身体的复原。术后疼痛不仅仅给患者带来身体上的痛苦和心理上的负担，还可能使患者的胃肠道功能、心肺功能、凝血功能、内分泌代谢等出现异常，引起各种并发症，严重影响患者的术后康复，而术后镇痛能改善这类情况。所以术后非常有必要进行镇痛的处理，显著减轻疼痛，把术后疼痛控制在患者能够承受的范围内，并尽力把副作用发生风险降到最低。依据目前的技术水平，术后镇痛是十分有效且安全的。有效的镇痛还可以改善患者睡眠，增强患者术后免疫功能，使患者敢于咳嗽排痰、提前下床活动等，从而加快术后康复，有效减少肺部感染、下肢静脉栓塞、肠粘连等术后并发症的发生。肾癌术后镇痛的方法有以下几种：

（1）肌内注射镇痛药：这是常规的手术后镇痛方法，用于那些手术后需要继续禁食禁饮的患者。优点是疼痛可以很快缓解并持续一段时间，镇痛药的一些副作用随着时间的推移会自行消失或减退；缺点是如果手术创伤的影响较大，镇痛作用减弱或消失后患者仍然会感到疼痛。

（2）椎管内镇痛：将镇痛药物单次或多次注入椎管，使神经传递痛觉的信号被阻断，这些神经支配的相应部位就能"不痛"或"少痛"。一次给药可以维持一定的时间，多次给药则需要将专门的导管留置在椎管内。一般在术中进行导管留置。

（3）镇痛泵镇痛：这是借助"机器"（泵）进行自动或手动给药的镇痛方法。镇痛泵有靠弹性回缩给药的机械泵，也有靠电脑设置数据的电子泵。镇痛方式可以完全由患者自己控制，也可以由医生控制，还可以在医生的控制下让患者同时参与（医生设置基本数据和安全模式，患者在安全模式下可以追加药物满足自己的镇痛需要）。镇痛泵中的药物可以注入静脉（全身性），也可以注入椎管内（局限性）。

9. 进食后不排便怎么办

便秘是手术后患者较常见的症状，引起便秘的原因有很多，主要包括以下几个方面：

（1）卧床少动：由于手术后卧床时间较长，活动量少致肠蠕动减慢，食物在肠道中停留时间久而不能排出，从而引起便秘。

（2）不良的饮食习惯：部分患者由于饮食过于精细，没有摄入足够的膳食纤维，水分补给也不能满足每天的生理需要量，从而导致便秘。

（3）心理因素：患者因为疾病不得不改变以前的排便习惯，多数患者不习惯在床上排便或是不好意思麻烦他人，常常会出现烦躁、紧张、郁闷等心理问题，而致排便功能紊乱，潜意识地抑制排便的行为，造成排便反射感觉降低。

（4）药物因素：患者术中麻醉用药或者治疗过程中药物作用引起肠壁神经麻痹，导致便秘的发生。

患者应多食绿色蔬菜、水果、粗粮等含膳食纤维多、富有营养、易消化的食物，多喝水，特别是清晨1杯温开水或蜂蜜水，每天保证2 000ml左右的水分摄入，2~3天后适当食用含脂肪食物，含脂肪食物可使大便柔滑，帮助排便。

患者可学习正确的腹部按摩方法：平卧放松，顺序从右下腹→向上→向左→向下，按顺时针方向按摩腹部，即顺着升结肠→横结肠→降结肠→乙状结肠的方向按摩，以刺激肠蠕动帮助排便，每天按摩2~3次，每次15~30分钟。

中草药番泻叶具有缓泻疗效，可用开水冲泡饮用，每天2g。

按医嘱口服泻药，一般饭后口服多饮水，学会正确使用简易的通便剂。临床大多采用开塞露、甘油栓剂等软化粪便，润滑肠壁，刺激肠蠕动，促进排便。

上述方法无效时可按医嘱予以小量不保留灌肠以软化粪便，解除便秘。

10. 术后几天能出院

术后患者必须满足以下条件才可以出院：①正常下地活动；②手术切口愈合好，无感染，无红肿及渗出；③引流管拔除，周围无渗出；④无疼痛或无须接受镇痛药物治疗；⑤进食正常，无恶心、呕吐，无腹胀、腹泻；⑥大小便正常。

（三）保守治疗的护理

1. 肾动脉栓塞术后护理

主要观察肾动脉栓塞术后的并发症。

（1）观察腹股沟穿刺部位出血或血肿，防止穿刺部位出血及血肿，患者需静卧 2 天，局部沙袋压迫 24~48 小时。

（2）观察有无股动脉痉挛或血栓形成，定时观察穿刺侧下肢皮肤温度、颜色、感觉等，尤应注意足背动脉搏动情况，两侧对比。如足背动脉搏动减弱或消失，皮肤温度低，可能为股动脉痉挛或血栓形成，应通知医生，以求及时处理。为了预防股动脉痉挛或血栓形成，术后常规使用低分子右旋糖酐以及扩血管药，连续用药 2~3 天。

（3）记录 24 小时尿量并测比重，注意有无急性肾功能衰竭，如发现少尿或无尿，及时与医生联系，早期处理。

（4）注意穿刺部位有无假性动脉瘤（即有无搏动性肿块）的形成。

2. 使用靶向药物的护理

（1）口腔炎：患者可能在服药后 2 周左右发生口腔炎，表现为口腔或舌部出现溃疡、红肿、疼痛。不要担心，保持良好的口腔卫生能很好地避免口腔炎的发生，如用温水漱口，条件允许的情况下可定期洗牙，使用软毛牙刷，使用唇膏保持嘴唇润泽，使用漱口水保持口腔卫生，避免药物长时间和口腔接触，服药时可用饭团或黄油包裹送服，并用大量水冲洗口腔，禁食辛辣或酸性食物。如出现 3 处以上的口腔病变或者不能忍受的口腔病变，建议找口腔科医生对症治疗。

（2）非感染性肺炎：有些患者可能会在开始服药后 2 个月左右出现非感染性肺炎，早期征兆是发热、畏寒、咳嗽等，严重者可能出现呼吸困难、胸痛。患者应保持充足的睡眠，多喝水，不要在空气混浊的地方逗留，避免接触禽鸟。出现呼吸急促等严重情况应及时就诊。

（3）高血糖：也有部分患者会在服药后 6 周内出现高血糖，一旦出现口渴、多食、多尿、体重减轻等症状，应及时告诉医生，如果之前出现过高血糖更应注意，平时应减少糖的摄入。建议患者在进行靶向治疗前监测空腹血糖水平，此后定期检测，以便后期将血糖控制在最佳范围。

（4）手-足综合征与皮肤毒性：手足综合征通常表现为双侧掌跖皮疹，伴疼痛和感觉迟钝，受机械牵拉的部位易出现过度角化、红斑和脱屑。皮肤毒性的临床表现为干皮、皮疹、瘙痒、水疱、蜕皮、皮肤角质局部增厚，或脂溢性皮炎伴皮肤松垂。通常出现于治疗开始后 3~8 周，且难以与过敏区分。在靶向治疗中，所有分级皮疹的发生率为 13%~37%，Ⅲ级以上症状为 0.1%~4.0%。治疗前检查手掌和足底，排除原有的皮肤角化区域。症状出现时应立即干预，可采用含有 10% 尿素的油膏或乳液；如果出现过度角化，可使用含有 35%~40% 尿素的油膏进行去角质治疗。出现Ⅱ级以上的症状可使用含 0.05% 氯倍他索的软膏；若伴有疼痛，可使用局部镇痛药如 2% 利多卡因。若出现严重症状，建议请皮肤科会诊。当发生Ⅱ级以上的手-足综合征（HFS）时，可以考虑中断给药，直至症状严重程度缓解至低于Ⅰ级，减量或以相同的剂量重新开始治疗。避免皮肤受压。

（四）术后患者护理

出院后应遵医嘱按时服用药物，并注意服药后有无不良反应，切勿在医生未批准的情况下随意断药，如出现不良反应，如发热或呕吐等，应立即就医。预防感冒的发生，注意自我保护，随天气转冷而添加衣物，按时起居，规律生活。同时应加强体育锻炼，但不宜剧烈，劳逸结合。按医生要求定时到门诊进行复查，复查的内容包括血、尿常规，肾功能，生化等，必要时还包括腹部 CT、MRI 等影像学检查，以便及早发现转移病灶。

（五）晚期患者护理

1. 创造良好的居住环境

不同的居住环境会使患者产生不同的心理反应，因此居住环境应舒适、清洁，空气新鲜。可适当为患者播放电视、音乐以分散其注意力，缓解疼痛，使患者保持乐观情绪。

对于住院的患者，建议允许患者家属在病房陪伴患者，与患者交谈，做患者爱吃的饭菜。使患者有在家一样的感觉，从而减轻患者的寂寞感，让家属陪患者度过生命的最后时光。

2. 做好基础护理

加强基础护理，防止各种并发症的发生：晚期癌症患者普遍存在潜在感染等问题，有口腔黏膜改变、皮肤完整性受损的危险等。因此，应加强口腔护理、皮肤护理，患者家属应学习口腔护理及皮肤护理的基本操作，辅助卧床的患者多翻身，为其拍背，如有条件可使用气垫床，以防肺炎及压疮的发生。

3. 疼痛的解决方式

（1）影响癌痛的因素：晚期癌症患者的疼痛由肉体、心理、社会三方面的因素所决定。肉体因素是主观的，包括癌症本身（如肿瘤、牵拉、压迫等）引起的疼痛，肿瘤广泛转移合并症的疼痛；检查治疗（活检、穿刺、手术、放疗）引起的疼痛；护理不当（压疮等）引起的疼痛。社会、心理因素包括患者的社会地位、职业、性别、家庭出身、文化修养、人际关系等，疼痛是生理感觉和心理反应的结合。没有完全的器质性疼痛，个体差异导致患者对疼痛的内心体验不同，反应不一。

（2）评估疼痛的程度：疼痛的程度通常可以通过数字评估、面部表情评估、主诉疼痛程度、视觉模拟法等进行判断。而自行判断疼痛程度一般应用主诉疼痛程度来评估，一般分为0~3级：0级为无疼痛；1级表示有疼痛，但是正常生活和睡眠不受干扰；2级有疼痛，要求服用镇痛药物，睡眠受干扰；3级有疼痛，但需要服用镇痛药才能够缓解，可能会导致血压升高、心率加快、心情烦躁等。

（3）药物镇痛：根据世界卫生组织提出的三阶梯镇痛治疗原则对患者进行合理的镇痛，根据患者的病情，做到"按需给药""按时给药"和"四个正确"（即正确的药物，正确的剂量，正确的时间，正确的途径），并给予镇痛效果评价。对于晚期癌症患者的疼痛，应适时、合理地使用镇痛药。

一般分为三个阶段给药：轻度疼痛口服阿司匹林；中度疼痛肌内注射安痛定、罗通定、曲马多；重度疼痛可使用可待因、哌替啶、吗啡等。

（4）缓解疼痛：了解疼痛部位、时间及规律性，给患者以舒适的体位，护理操作时可采取局部按摩、热敷或者轻轻按揉疼痛部位来缓解疼痛。除采用有效的药物外，还可采用转移注意力、稳定情绪、控制意志、心理暗示等心理护理，给予适当的劝导和安抚，并动员亲属多探望，交流信息，尽量满足患者要求，给予最大的精神安慰。同时，患者及家属应接受有关疼痛缓解的教育。

4. 营养和饮食护理

癌症患者的膳食应清淡、均衡、多样。可变换菜肴的花色品种，注意色香味的调配，选择高热量、高蛋白、高维生素、易消化的食物。患者应少食多餐，多饮水，多吃蔬菜水果及含丰富矿物质的食物。建议癌症患者服用维生素 C 和其他维生素，同时在膳食中增加维生素 C 和维生素 A 含量较高的水果泥和菜泥。

5. 胃肠道反应

（1）关心患者食欲，指导合理进食。患者可少食多餐，进食清淡易于消化的食物。

（2）恶心、呕吐频繁者遵医嘱进行止吐及补液等处理。

（3）观察有无便秘、腹泻、腹胀等不适，如有及时告知医生。

6. 骨髓抑制

（1）化疗期间注意观察血象，必要时给予对症处理。

（2）骨髓抑制者保持皮肤、口腔清洁，防止受凉。

（3）Ⅳ度骨髓抑制者实行保护性隔离。单人间，进行物体表面、空气消毒，限制探视，听诊器、血压计、体温计等专人专用，严格无菌技术，操作集中完成，尽可能减少有创性操作，注射完毕后按压时间需大于 5 分钟。

（4）贫血者多休息，必要时吸氧。

7. 密切观察感染、出血征象

每日行 2 次体检，注意口腔、鼻孔、皮肤会阴部及肛周有无红肿、硬结、溃疡；注意有无出血征象，如便血、血尿、瘀点、瘀斑、牙龈出血等。

8. 发热护理

监测体温 4~6 次/d，首选物理降温，用冰枕、冰敷及温水擦浴法，禁用酒精擦浴以免局部血管扩张导致出血加重。及时擦干汗液，鼓励患者多饮水。

9. 口腔炎

（1）大剂量使用羟基脲片等抗代谢类抗肿瘤药物时，应观察口腔情况。

（2）每日早晚饭后用软毛牙刷刷牙，必要时用漱口液每小时含漱1次。

（3）口腔炎或口腔溃烂时做好口腔护理、消炎和镇痛。

（唐洪娟　安旭妹　王艳杰）

十七、肾癌患者的心理辅导

1. **怀疑肾癌，需进一步检查，该怎么办**

和其他癌症相比，肾癌的发病率和死亡率相对不高，远低于肝癌、肺癌等常见肿瘤。在我国，肾癌发病率低于膀胱癌，高于前列腺癌，位于泌尿系统肿瘤第二位，属于比较常见的泌尿系统肿瘤。肾癌的病因尚未研究透彻，可能与遗传、吸烟、肥胖、高血压等因素有关。男性的发病率要高于女性，除了生理结构方面的原因，还有可能因为男性更易接触吸烟、饮酒等致病因素。肾癌的特点是对放化疗不敏感，早期无症状，许多人都是通过体检发现的。

如果怀疑患肾癌，请不要惊慌，首先要确认自己有无肾癌史，是原发还是复发，听从医生的安排，行影像学等检查进一步明确诊断。随着影像学的发展，肾囊肿和肾癌通过影像学检查即可区分，故现在肾癌的诊断主要依靠影像学检查。超声发现实质性占位，或行 CT 检查发现实质性占位，基本可以诊断肾癌，进一步确诊则需要病理活检。一旦确诊肾癌，需立即入院治疗，越是早期的肾癌，行手术治疗预后越好。若是能做到早发现、早治疗，绝大多数肾癌患者是可以被治愈的。

2. **被确诊为肾癌，应该做点什么**

肾癌虽然不属于进展特别快的癌症，但同其他肿瘤一样，越早治疗效果越好。如被确诊为肾癌，请立即前往专业医疗机构，由专业的医生进行治疗。大多数人在得知确诊癌症后，难以承受巨大的打击，会有萎靡不振、情绪激动、失眠烦躁等表现。在确诊后，患者应当保持冷静，听从医生的建议进行治疗。得了癌症并不等于宣告死刑，事实上，早期或中期肾癌及时行手术治疗后，绝大多数患者都可以有很好的预后效果。即使是晚期肾癌，在发现后尽早治疗，也能最大限度地提高患者的生存率和生活质量。所以，在确诊肾癌后应当及时就诊，给予医生充分的信任，正确认识和面对癌症，意识到癌症是可以被治愈的，克服内心对癌症的恐惧，保持愉快的心情，积极调整心态配合治疗。

3. 害怕手术，有不开刀的办法吗

早期和中期的肾癌，及时手术可达到较好的效果，晚期肾癌则以内科治疗为主。目前，治疗肾癌的药物主要有以舒尼替尼为代表的酪氨酸激酶抑制剂，和以帕博利珠单抗为代表的 PD-1 抑制剂等。这些药物虽然可以有效地抑制肿瘤的生长，但目前主流观点认为，手术治疗仍然是根治肾癌的首选和唯一办法，包括传统开放式肾部分切除或根治性肾切除手术，以及目前主流的腹腔镜下肾切除术。随着技术的发展，目前出现了达芬奇机器人辅助肾切除术，相较于腹腔镜，具有创伤小、操作灵活、精确度高等优点，但也面临费用高昂等问题使其难以推广。

4. 肾癌术后如何摆正心态自我调理

术后应当保持乐观向上的心态，增强治愈疾病的自信心。患者术后需要注意以下几点：

（1）避免危险因素：术后远离酒精，戒烟忌酒。减少红肉和加工食品的摄入，如猪、牛、羊等肉类以及经过高温加工的成品，如香肠、泡菜、罐头等，增加白肉（鸡肉、鸭肉、鹅肉、鱼类和海鲜等）的摄入比例。限制高热量食物的摄入，少喝含糖饮料，少吃高糖食品，或者低纤维、高脂肪的加工食品，如汉堡、炸薯条等。远离烘烤食品，烤鱼、烤肉时应避免烧焦，尤其是直接在明火上烧烤更加需要注意，多吃蒸煮类食物。限制盐类的摄入，尤其是有肾功能不全的肾癌患者，每天食盐量不能超过 5g。咸菜、泡菜、榨菜、酸菜等高盐腌制食品应少吃，这些食品中钠含量极高，一不小心极易摄入过量。

（2）其他注意事项：虽然肾癌术后大部分患者预后相对较好，但并不是毫无风险的，必要的术后随访是必不可少的。对肾肿瘤的随访，主要目的是检查是否有复发、转移和新生肿瘤。术后应定期复查，复查时间一般是术后 1 个月内进行第一次复查，主要复查肾功能，伤口愈合情况及是否有并发症。肾部分切除的患者需要做肾脏 CT，观察肾脏形态的变化。术后 1 个月到第 3 年，每 3~6 个月定期复查，进行肾功能、胸部 X 线片、超声检查，必要时每半年复查 1 次腹部 CT。从第 4 年开始，每年复查 1 次，复查内容包括血常规、肝肾功能、电解质、胸部 X 线片（胸部 CT 建议 1~2 年检查 1 次）、腹部超声（腹部 CT 每半年检查 1 次）。对于不同的患者，复查时间需要因人而异。

术后应根据医嘱及时换药、拆线。插管完全愈合后再洗澡，之前可以用湿毛巾擦拭非手术部位，擦拭时注意不要弄湿敷料。如果手术切口覆盖纱布并被浸湿，应及时消毒，并用换药袋更换干净的纱布或敷料。如果切口干燥没有渗出，可以取下纱布，保持切口干燥清洁，药房可以买碘伏消毒棉球，每天擦拭（不建议用酒精，刺激性太大）；此外，还要观察手术部位有无肿物、渗血、异常疼痛，如有肿物、渗血或异常疼痛需要及时就医。许多患者在手术切口周围区域出现麻木，这可能与切口处皮肤的神经损伤有关，这是正常的，通常随着时间的推移会慢慢好转。切口在恢复过程中的瘙痒通常是正常的。

在术后用药方面，肾癌对放化疗不敏感，因此不建议早期肾癌患者在肾部分切除后做辅助化疗。患者根据自身情况，可以按照医生的指示适当用药，如辅助免疫治疗，提高免疫力。术后还应注意高血压、糖尿病等并发症的治疗。平时原则上尽量不要多用药物，但有时因病需要用药时，建议咨询医生，在医生指导下用药。注意以下两点：第一，抗生素应选择肾毒性较小的头孢菌素或青霉素；第二，不建议自行服用中草药、感冒药、镇痛药等药物，一些已知的中药（如具有马兜铃酸成分的关木通等）、西药也可能引起肾脏损害。

除了以上常规注意事项外，患者还应养成良好的生活习惯：

1）加强营养，控制体重，超重或肥胖都会增加肾脏的负担。

2）饮食应清淡，不要暴饮暴食，少吃油腻食物，特别是油炸食品，控制高胆固醇食物如动物内脏、蛋黄等的摄入；限制食盐的摄入，少吃泡菜、油条等，应适量摄入鱼、虾等优质蛋白，但不宜摄入过多，大量摄入蛋白质会加重肾脏负担。

3）每天适量喝水（超过 1 000ml，不要太少或太多）。

4）避免熬夜，戒烟戒酒。

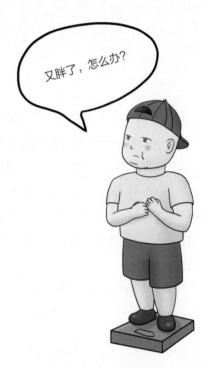

图 43　体重管理

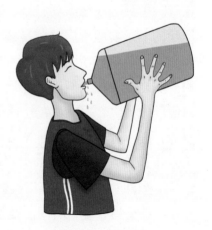

图 44　适量饮水

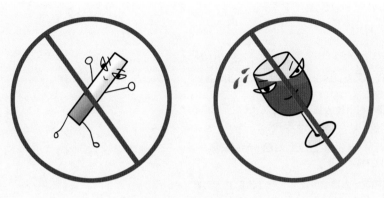

图 45　戒烟戒酒

5）进行适当的户外活动和温和的体育锻炼，增强体质，预防感冒，避免过度劳累和受凉。

（王宏磊　尤泊森　郑力波）

图书在版编目（CIP）数据

肾癌 / 徐万海主编 . —北京：人民卫生出版社，
2023.12
（肿瘤科普百科丛书）
ISBN 978-7-117-35659-6

I.①肾… Ⅱ.①徐… Ⅲ.①肾癌－普及读物 Ⅳ.
①R737.11-49

中国国家版本馆 CIP 数据核字（2023）第 253096 号

人卫智网　www.ipmph.com　医学教育、学术、考试、健康，
　　　　　　　　　　　　　购书智慧智能综合服务平台
人卫官网　www.pmph.com　人卫官方资讯发布平台

肿瘤科普百科丛书——肾癌
Zhongliu Kepu Baike Congshu——Shen'ai

主　　编　徐万海
出版发行　人民卫生出版社（中继线 010-59780011）
地　　址　北京市朝阳区潘家园南里 19 号
邮　　编　100021
E - mail　pmph @ pmph.com
购书热线　010-59787592　010-59787584　010-65264830
印　　刷　北京盛通印刷股份有限公司
经　　销　新华书店
开　　本　787×1092　1/16　印张：11.5
字　　数　200 千字
版　　次　2023 年 12 月第 1 版
印　　次　2024 年 1 月第 1 次印刷
标准书号　ISBN 978-7-117-35659-6
定　　价　59.00 元

打击盗版举报电话：010-59787491　E-mail：WQ @ pmph.com
质量问题联系电话：010-59787234　E-mail：zhiliang @ pmph.com
数字融合服务电话：4001118166　　E-mail：zengzhi @ pmph.com

52检